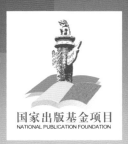

国家出版基金项目
NATIONAL PUBLICATION FOUNDATION

毒理病理学
应用研究丛书

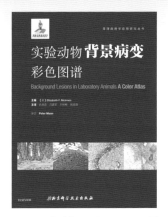

定价：228元

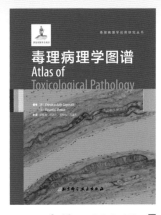

定价：280元

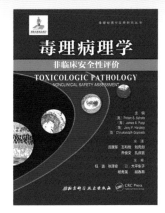

定价：520元

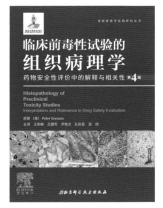

定价：460元

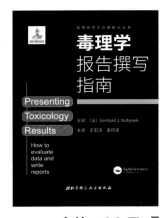

定价：80元

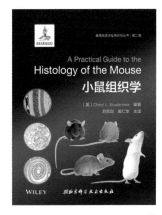

定价：168元

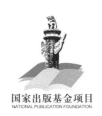

国家出版基金项目
NATIONAL PUBLICATION FOUNDATION

毒理病理学应用研究丛书·第二辑

毒理研究者实用病理学：
实验动物病理学原则和实践

Pathology for Toxicologists:
Principles and Practices of Laboratory
Animal Pathology for Study Personnel

主　编　［澳］伊丽莎白·麦金尼斯

主　译　张妙红　吕建军　姜德建　王三龙

译　者（以姓氏笔画为序）

　　　　肖　洒　张宗利　林　志

　　　　屈　哲　霍桂桃

北京科学技术出版社

Title: Pathology for Toxicologists: Principles and Practices of Laboratory Animal Pathology for Study Personnel by Elizabeth McInnes

ISBN: 9781118755419/9781118755413

著作权合同登记号　图字：01—2017—8310

图书在版编目（CIP）数据

毒理研究者实用病理学：实验动物病理学原则和实践 /（澳）伊丽莎白·麦金尼斯
(Elizabeth McInnes) 主编；张妙红等主译 . — 北京：北京科学技术出版社，2020.6
（毒理病理学应用研究丛书 . 第二辑）
书名原文：Pathology for Toxicologists：Principles and Practices of Laboratory Animal Pathology for Study Personnel
ISBN 978-7-5714-0646-2

Ⅰ.①毒… Ⅱ.①伊… ②张… Ⅲ.①实验动物－毒理学－病理学－研究 Ⅳ.
① R996.3

中国版本图书馆 CIP 数据核字（2019）第 278284 号

毒理研究者实用病理学：实验动物病理学原则和实践

主　　　编：〔澳〕伊丽莎白·麦金尼斯（Elizabeth McInnes）　　　　电子信箱：bjkj@bjkjpress.com
主　　　译：张妙红　吕建军　姜德建　王三龙　　　　　　　　　　　网　　　址：www.bkydw.cn
责任编辑：宋增艺　张真真　　　　　　　　　　　　　　　　　　　　经　　　销：新华书店
责任校对：贾　荣　　　　　　　　　　　　　　　　　　　　　　　　　印　　　刷：北京捷迅佳彩印刷有限公司
责任印制：吕　越　　　　　　　　　　　　　　　　　　　　　　　　　开　　　本：787mm×1092mm　1/16
图文制作：北京永诚天地艺术设计有限公司　　　　　　　　　　　　　字　　　数：220千字
出　版　人：曾庆宇　　　　　　　　　　　　　　　　　　　　　　　　印　　　张：11.5
出版发行：北京科学技术出版社　　　　　　　　　　　　　　　　　　版　　　次：2020年6月第1版
社　　　址：北京西直门南大街16号　　　　　　　　　　　　　　　　印　　　次：2020年6月第1次印刷
邮政编码：100035　　　　　　　　　　　　　　　　　　　　　　　　ISBN 978-7-5714-0646-2/R · 2710
电话传真：0086-10-66135495（总编室）
　　　　　　0086-10-66113227（发行部）　0086-10-66161952（发行部传真）

定　　　价：180.00元

中文版前言

《毒理研究者实用病理学：实验动物病理学原则和实践》于 2017 年首次出版，就成为毒理学专业的一本重要和经典参考书。自出版之日起，本书被美国以及南美洲、欧洲、非洲、亚洲等地区一些国家的毒理学家广泛使用。本书成为毒理学专业研究人员的日常参考书证明了其实用价值，同时也是对诸位作者辛勤工作的肯定。

本书填补了针对非病理专业研究人员的病理学教材的空白，可供毒理学家、专题负责人、专题监察员、毒理学专业大学生和研究生、毒理学报告评审员、制药及农药企业的科研人员使用。因为病理学的主观性较强且使用大量的专业术语，导致非病理学专业人员较难理解病理学家提供的相关数据。有鉴于此，本书涵盖了大多数常用实验动物的病理学变化，并专门阐述了临床病理学、不良反应和常用术语。本书可帮助毒理学研究者更好地理解病理学报告，更容易地将病理学数据整合到最终的研究报告中，并更加顺畅地与病理学研究者进行交流。

经过不懈努力，本书中文版终于与中国读者见面。本书译者均为中国的毒理病理学家，其丰富的工作经验和优秀的翻译能力将确保中文版精确地呈现英文原著的精髓。

本书中文版是毒理学领域参考书的有益补充，必将成为今后中国毒理学家必不可少的一本重要工具书。

伊丽莎白·麦金尼斯

2018 年 9 月

前　言

病理学是一门主观性较强的学科，病理学专业人员通过观察细胞组织形态的细微变化及某些细胞的染色变化，判断细胞及组织是否存在异常。非病理学专业人员如毒理学家很难理解病理学数据，一方面是因为病理学结果较强的主观性和不同病理学家之间存在差异，另一方面是难以理解病理学所用的术语。

目前缺乏一本可供非病理专业研究人员参考的病理学教材，《毒理研究者实用病理学：实验动物病理学原则和实践》填补了这一空白。本书可供处于培训或职业生涯所有阶段想要了解更多实验动物病理学的毒理学研究人员使用，包括专题负责人、专题监察员、毒理学专业大学生和研究生、毒理学报告评审员和制药企业的科学家。本书旨在帮助非病理学专业研究人员更好地理解病理学数据、病理学报告和常遇到的病理学问题，帮助他们将病理学数据整合到最终的研究报告中，并更加顺畅地就相关问题的不同理解与病理学家进行交流。

本书使用方便，易于理解，介绍了制药企业最常用实验动物（如小鼠、大鼠、犬、小型猪等）的重要病变，涵盖了受试物诱导的主要器官、系统的病理学改变，且包括临床病理学、不良反应、病理学的局限性等相关内容。此外，本书附有病理学常用术语，可以帮助读者更容易地理解如"慢性局灶性肝细胞肥大伴 Ito 细胞瘤"等生涩难懂的病理学术语。

本书旨在帮助非病理专业研究人员更好地了解病理学家在阅片时遇到的不确定因素，并理解病理学家不能下结论的原因。我们相信本书能促进毒理学家、病理学家以及专题负责人之间更好地交流和理解，以帮助相关专业人员提升撰写毒理学报告的水平。

伊丽莎白·麦金尼斯

目 录

第1章 病理学技术概论

Elizabeth McInnes

Cerberus Sciences, Thebarton, SA, Australia

学习目的

- 了解研究人员在剖检中的作用。
- 了解从收集动物组织到切片制作的各个步骤。
- 了解毒理病理学的辅助技术。
- 了解致癌性研究、吸入性研究和交叉反应研究的要求。

本书面向所有的研究人员，包括经常接触病理学报告、剖检、同行评议、血液学和血生化结果，以及不良反应的专题监察员、专题负责人和毒理学家。一份内容详细、相关且有用的病理学报告，体现了专题负责人和专题病理学家之间能达成共识，且具有开放性的参考价值（Keane，2014）。本章主要描述了病理学过程的各个阶段（如剖检、组织固定、切片），以便指出可能引起后续问题的关键错误所在。此外，本章简要概述了病理学家使用的辅助技术（如电子显微镜）。最后，本章论述了致癌性研究，数字病理学、生物技术药物及交叉反应研究，及其对相关研究人员的影响。在本书中，客户被称为特定药物研究的"委托方"。

病理学是研究疾病，尤其是组织与器官结构及功能改变的学科。毒理病理学主要研究给予化合物或生物技术药物处理后引起的动物细胞和组织损伤。这些研究受经济合作与发展组织（Organisation for Economic Co-operation and Development，OECD）、美国食品药品监督管理局（US Food and Drug Administration, FDA）和欧洲药品管理局（European Medicines Agency, EMA）等国际机构的监管。在FDA批准药品、医疗器械和食品 / 色素添加剂开始人体临床试验之前，要求进行动物实验来确定其安全性。病理学数据可以采用定量（血液学、血生化数据、器官重量）或定性（显微诊断）分析。毒理病理学报告分为大体和显微镜所见。研究人员对最终研究报告（包括病理学报告和数据）负责。因此，研究人员需要了解病理学报告的意义以及形成过程。本章旨在帮助专题负责人了解从收集动物组织到切片制作，最后形成病理学报告的整个过程。

1.1　实验动物注意事项

在制药企业中使用的主要动物包括大鼠、小鼠、犬、非人灵长类动物、小型猪和兔，偶尔也会用到家畜、仓鼠、猫和沙鼠。选择某一种特定动物进行全身毒性试验并没有绝对要求，但对于急性经口服、静脉注射、皮肤给药和（呼吸道）吸入研究或医疗器械的研究，首选大鼠或小鼠；进行皮肤和植入研究时则多选择兔。尽管很多因素可能影响动物的数量和种属的选择，但也考虑将非啮齿类动物用于试验。致癌性研究一般使用大鼠和小鼠。

所有的动物研究必须遵守其所在国家的动物保护法，一般而言，只有在没有其他合理、可行的选择以取得令人满意结果的情况下，才能使用受保护的动物。应该尽量减少使用实验动物的数量，并将其神经生理敏感性降至最低，从而尽量减少研究对实验动物造成的疼痛、痛苦和持久性伤害。必须平衡实验动物所遭受的这种痛苦与人类、其他动物和环境可能获得的利益。总的来说，在所有的临床前试验方案中必须适当考虑减少、优化和替代原则（即"3R"原则）（Tannenbaum and Bennett, 2015）。

一般来说，病理学研究应该只使用已知来源且具有明确微生物健康状态的健康繁育的年轻成年动物，即在研究开始前必须对实验动物进行健康监测。健康监测包括检测可能会感染实验动物和影响研究结果的各种细菌、病毒、寄生虫和原生动物（McInnes et al., 2011）。同一性别动物体重差异不应超过平均体重的20%。如果采用雌性动物，则应为非妊娠且未生育过的。

实验动物应该在实验开始前有一个短暂的适应期。为了确保得到有意义的结果，整个研究过程必须控制环境条件、饮食及采用适当的动物管理技术。每个剂量组所需的动物数量取决于研究的目的。随着处理时间的延长，实验组的动物数量应该增加，这样在研究结束时，每组都有足够的动物进行彻底的生物学评估和统计分析。

1.2　剖检

实验动物剖检或尸检（图1.1）是毒理病理学的基础工作（Fiette and Slaoui, 2011）。研究人员通常在研究结束时进行剖检，但如果动物在一开始即死亡也可以进行剖检。剖检和病理学数据是病理学研究过程中最重要的一个方面。研究人员只有一次机会来获取这些数据：一旦组织被丢弃，潜在的有价值的信息将会永远丢失。在剖检时，应注意并记录肉眼所见的所有大体改变和异常（如肝大、皮肤溃疡、腹泻）。此外，收集进行显微镜检查的组织。病理学家、解剖监督者、解剖者、采血者和称量助理都可以负责记录这些大体数据（Keane, 2014）。一些实验需收集所有组织（在实验计划或方案中规

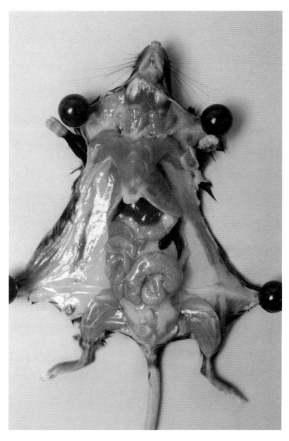

图1.1 实验动物剖检或尸检是毒理病理学的基础工作（图示小鼠的剖检）

定完整的组织清单），而另一些实验则只需要收集部分组织。在解剖室中应有实验方案副本以确保研究人员收集了正确的组织。有时，所有的组织被收集固定在福尔马林中，等之后委托方有需求时才按照相应要求进行制片。由于哈氏腺和引流淋巴结不是常规收集的组织，研究人员应该在剖检开始前就确定研究计划中是否需要收集哈氏腺和淋巴结。

专题负责人和毒理学家往往需要参与其负责研究的动物的剖检。尽管他们不直接参与剖检过程，但了解剖检过程便于提

出建议和进行管理，尤其是收集异常组织时，以及在高剂量组的动物中可以观察到受试物相关的严重病变或出现偏离标准操作规程（standard operating procedure, SOP）的情况时。在研究出现动物异常高的意外死亡率或者是发现很难描述的大体所见（如处理因素导致牙釉质形成缺陷时出现非常白的牙齿）时，可以咨询专题病理学家（Keane, 2014）。

二氧化碳窒息是用于小鼠（Seymour et al., 2004）和大鼠快速安乐死的一种方法，但会导致严重的肺出血，从而可能使实验

动物的肺的显微镜检查变得困难。巴比妥酸盐过量是有效安乐死的另一种方法，但需要使用戊巴比妥钠（Seymour et al.，2004）。大型动物（如兔、非人灵长类动物和犬）通过过量的戊巴比妥钠实施安乐死时，可能造成某些器官淤血，如果注射到静脉周围组织，其产生的刺激性较强。

对照组和处理组动物的剖检最好由同一组技术人员完成，并且动物数量和检查次序应随机化。每只动物的编号都应采用纹身、耳标或微芯片标记，并用不易褪色的墨水记录在所有剖检存储容器上。

剖检时应对器官进行称重。器官重量的增加和减少通常与病理学家的镜检所见相关。为确保有意义的器官重量被记录下来，应尽可能在动物血放尽后摘取器官，同时去除多余的水分并剔除脂肪组织［参阅器官称重指南（Michael et al., 2007; Sellers et al., 2007）］。

在剖检时观察到的大体病变可能是某些研究获得的唯一病理数据，必须用发生率表来记录。在整个剖检过程中病变应用标准化的术语进行一致性描述。一致的标准化大体病变术语的使用将有助于减少不同人员用不同术语描述同一病变情况，减少歧义（Scudamore, 2014）。在进行组织病理学检查的研究中，剖检所见的大体病变对病理学家是非常重要的，因为这可能与他们在光学显微镜（光镜）下观察到的病变相关（如剖检时增大、黄色的肝，往往会在光镜下观察到肝细胞内有脂质空泡化）。

剖检时应对大体病变做简单描述，但不应该在这个阶段就进行解释或诊断（例如，剖检人员不能将增大且斑驳的肝描述为"肝炎"，也不能将黄色的组织描述为黄疸）。因为一旦在记录上进行了描述，解剖病理学报告就不能重新解释。剖检时观察到的所有大体病变应就大小与分布（如局灶性、多灶性和弥漫性）、颜色与质地（如质软、易碎、质韧、坚硬，充满液体，沙砾状等）等方面进行全面描述。应记录肿块或病变的位置、大小和数目。动物背侧和腹侧的标准图可用于记录病变和肿块的确切位置。所有测量应以毫米（mm）为单位，应避免使用"增大""苍白"和"小"等术语，还应附有实际测量值或颜色。在特定的研究中，某些病变的照片有助于向之后的研究人员说明其确切性质和严重程度。然而，尽管照片是剖检所观察到的大体病变的一个良好记录，但是可能存在药物非临床研究质量管理规范（Good Laboratory Practice, GLP）以及一些法律问题需处理（Suvarna and Ansary, 2001）。

一般情况下，动物死亡后10分钟内发生自溶（Pearson and Logan, 1978），所以剖检应快速有效率地进行，并减少组织处理、挤压和组织损伤。动物死后的改变是因自溶（破裂细胞中的酶作用于死亡动物的细胞）和腐败（由某些微生物的入侵引起组织降解）所引起的，死亡后改变包括尸僵（四肢和躯干僵硬）、血液凝固、坠积性淤血（血液汇集到尸体的支撑侧称为"尸斑"）、血液或胆色素的吸收（图 1.2）和消化道胀气。此外，假黑变病（pseudomelanosis，是由于硫化亚铁引起的组织呈绿色或黑色变色）往往发生在靠近肠道的器官，如肝。如果动物在夜间或周末死去，那么上述大部分的变化都可以看到，因此，应尽可能将尸体存放在冰箱中，并在之后尽快进行剖检。

1.3　肺用固定剂充盈固定

在对大鼠和小鼠（也推荐用于所有啮齿类动物的研究）进行剖检时，为保持肺组织结构，需要通过气管灌注固定剂对肺进行充盈固定。气管灌注固定剂可以选择从胸腔内摘出肺或在原位进行灌注操作（Braber et al., 2010）。有时，仅对一个肺

叶进行充盈固定，用针头和注射器注入福尔马林更容易（Knoblaugh et al., 2011）。

1.4　固定

通常，组织固定可保持细胞的完整性并延缓组织的自溶分解。最常用的固定剂是 10% 中性缓冲福尔马林，可确保组织快速渗透，使用方便，价格低廉。然而，福尔马林具有剧毒和致癌性，也可能对免疫系统产生影响（Costa et al., 2013）。组织与固定液的体积比应为 1∶10 或 1∶20，至少固定 48 小时。改良的 Davidson's 液是被推荐的固定眼球和睾丸的固定液，可防止眼球内的视网膜脱落和睾丸生精小管衬覆细胞的分离。戊二醛和四氧化锇可用于进行电子显微镜观察的组织固定。在剖检时出现的人为现象包括异物嵌入组织［如大脑摘出时嵌入植物（图 1.3）和

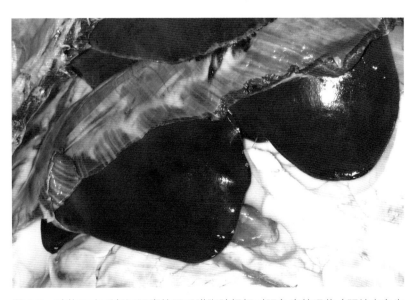

图 1.2　动物死亡后邻近胆囊的肠系膜脂肪组织对胆色素的吸收（照片来自牛的剖检）

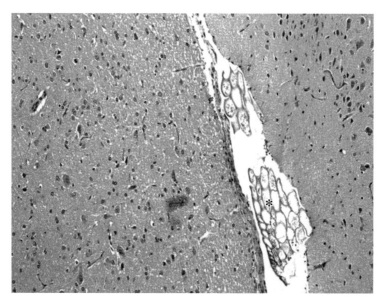

图 1.3　剖检所致人为现象：异物嵌入组织（＊大脑摘出时嵌入的植物）

微小纤维嵌入软组织］和镊子等器械挤压组织（McInnes, 2011）。缺乏经验的病理学研究人员易将上述人为现象与病变相混淆。

1.5　制作切片

在组织学实验室中，适合组织病理学分析的切片制作流程包括以下几个步骤（图1.4）。

1.5.1　修块

第一步，对福尔马林固定的剖检时收集到的组织进一步修整，以便可以放入包埋盒中（Knoblaugh et al., 2011）。在研究的病理学阶段有两个步骤是不可逆的，即剖检和大体组织修块。这是因为如果组织在剖检后或修块时丢失就无法恢复了。因此，在修块阶段应该非常小心。所有的组织（器官的同一区域），都应该以相同的方式进行修块，所有描述的大体病变必须被识别并进行包埋（图1.5）。如果取材的组织超过了包埋盒的大小，包埋盒盖会在组织表面留下压迹（Knoblaugh et al., 2011）。Ruehl-Fehlert 等（2003）、Kittel 等（2004）以及 Morawietz（2004）等的文章中描述了良好的修块及包埋块类型，如何修取每种组织，以及哪些组织应该放在一个包埋盒里。参与修块的人员应该了解某些病变发生率的差异（如甲状腺 C 细胞改变和甲状腺肿瘤）可能与所取截面的类型（即横截面与纵截面）有关。

包埋盒应准确标记动物编号、性别、组别、组织名称或某一号码（以标识通常哪些组织修块后放入特定的包埋盒），这是非常重要的（图1.6）。蜡块清单（图1.6）可以显示在哪个包埋盒中放置了哪

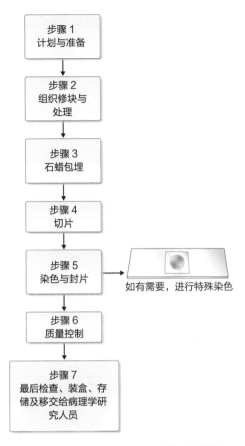

图 1.4　适合组织病理学分析的切片制作步骤

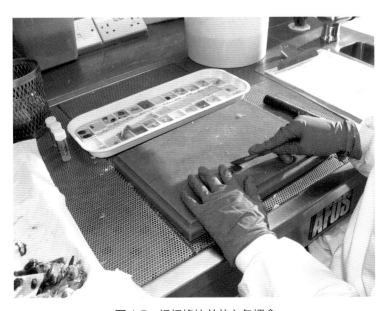

图 1.5　组织修块并放入包埋盒

些已被处理的组织。多个组织可以组合放在一个包埋盒中（如胃肠道的不同组织），但某些组织（如肾上腺和骨）不应该被组合在一起，因为质地不同会使得蜡块在切片过程中出现问题。心脏瓣膜的收集和组织学检查在过去往往被忽视，但随着减肥药物（芬氟拉明/芬特明）使用引起瓣膜病变报道的出现（Connolly et al.,

1997），现在必须检查这些组织。因此，现在组织学技术员会将心脏切成几部分，使心脏的主动脉瓣和肺动脉瓣清晰可见。在此步骤中产生的人为现象主要是由于上一个包埋盒中的小片组织叠加在另一个组织上（例如，在对不同组织或不同动物的组织块进行修块时没有清洁刀片），见图1.7（McInnes, 2011）。

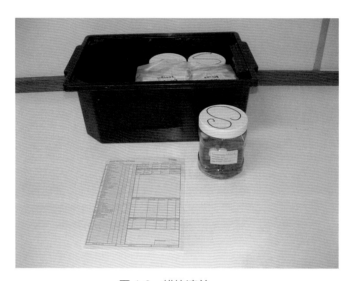

图1.6　蜡块清单

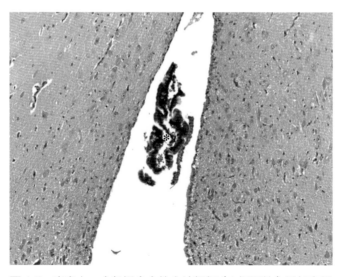

图1.7　来自上一个包埋盒中的小片组织（＊标记处）叠加在另一个组织上

1.5.2 组织处理

组织修块后，将包埋盒放入机器中，进行一系列处理（包括组织脱水、透明与浸蜡），见图1.8。石蜡有助于保持组织坚固及完整，并能使组织保持在正确切片方向上。

1.5.3 包埋

包埋时，训练有素的技术员将浸蜡的组织及额外的石蜡放入模具内，然后冷却模具，以生成组织石蜡块。

1.5.4 切片

切片时，使用轮转式切片机（图1.9）从蜡块切下薄片（4~6μm）。该仪器的操作是通过手轮的旋转作用，将标本（蜡块）朝牢固固定的刀片方向推进。然后将薄蜡片在水浴中漂展，用适当标识的玻璃载玻片将它们从水中捞出。将载玻片放到温箱里熔化蜡，只留下未染色的组织。组织学技术员需具备较强的动手能力，以确保体积小的组织（如肾上腺和垂体）的所有解剖学特征（如肾上腺皮质和髓质）都

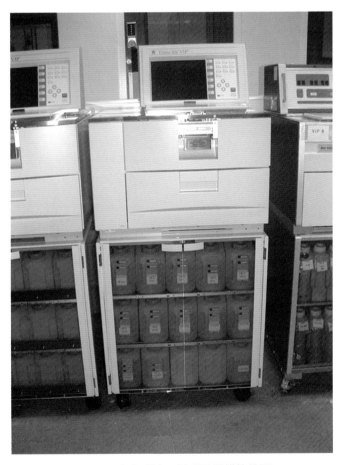

图1.8 组织脱水、透明及浸蜡的仪器

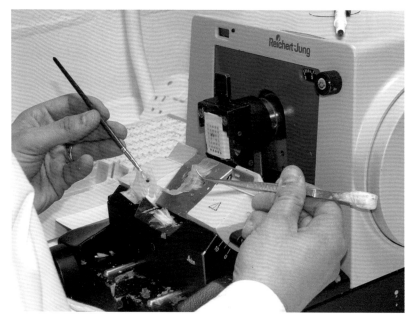

图 1.9　轮转式切片机

能在一张切片中观察到。福尔马林固定的湿组织在研究结束后可被丢弃，而石蜡组织块和切片则须按实验方案进行归档（Keane, 2014）。

1.5.5　染色

染色前，所有组织都是透明的，在显微镜下很难分辨出细胞的细节。因此，要通过染色剂与组织不同部位结合，使这些组分更加可视化。组织化学染色是通过相同的化学相互作用机制使化学染料与组织相结合。最常用的苏木精 - 伊红（haematoxylin and eosin, HE）染色，将酸性组织成分染成粉红色（伊红与细胞质结合，使之呈粉红色），而将碱性组织染成蓝色（苏木精与细胞核结合，使之呈蓝色），见图 1.10。

为防止组织干燥、组织表面受损和提高组织的透明度，染色后应尽快用盖玻片进行封片。如果病理学研究人员发现某一组织缺失，则必须尽可能找到丢失的组织（可以对湿标本重新修块，如果没有留存湿标本，可深切原蜡块）。如果某一组织不全，必须通过重新包埋组织进行改善。在研究中偶尔组织缺失或不全是可以接受的，但是大量组织缺失或不全会破坏研究的完整性，此项研究可能需要重做，这样代价太高。

1.5.6　质量控制

制片最后一步是要仔细检查切片上的人为现象，以确保蜡块与切片上的信息相同，并确保切片根据蜡块清单（属于同一只动物）的正确次序进行排列（图 1.11）。

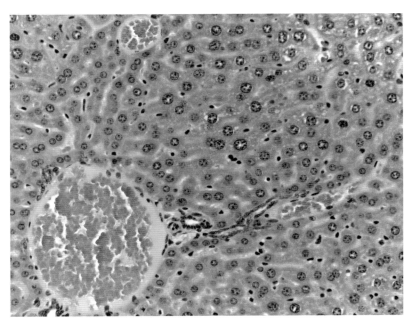

图 1.10　HE 染色

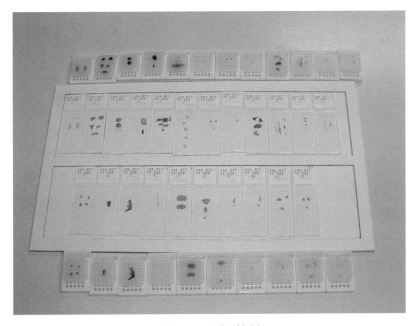

图 1.11　质量控制

1.6　特殊组织化学染色

对不同组织组分（如钙、脂肪）具有特异亲和力的染色剂，可用于确认这些组织或物质的特性（表 1.1）。如磷钨酸苏木精（phosphotungstic acid haematoxylin, PTAH；图 1.12）可显示肌肉横纹；过碘

表 1.1 特殊组织化学染色

物质	来源组织	特殊染色
胆汁	肝	富歇（Fouchet's）试验
脂褐素	多个组织（通常是较老年动物）	PAS，苏丹黑 B，施莫耳（Schmorl's）染色，Long Ziehl-Neelsen 技术
糖原	肝，肌肉	淀粉酶 PAS 染色
含铁血黄素（棕黄色）	脾，其他	普鲁士蓝染色
福尔马林色素（人为现象）	血液丰富的组织，大面积出血	*（需要采用苦味酸去除切片中的福尔马林色素）
黑色素（深棕色 - 黑色）	肺，肌肉，其他	通过排除法
脂肪	肝	油红 O 染色（非福尔马林固定的冰冻组织）
胶原蛋白	瘢痕组织，肿瘤	马森三色（Masson's trichome）染色

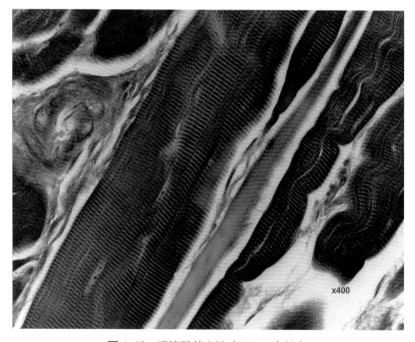

图 1.12 磷钨酸苏木精（PTAH）染色

酸 - 希夫（periodic acid-schiff, PAS）可染色糖原和碳水化合物；刚果红可染色淀粉样物质；油红 O 可染色脂质（只能用于尚未用福尔马林固定的新鲜冰冻组织）。

病理学家在检查切片后可能会要求进行特殊染色（如确认是否存在胶原，从而诊断纤维肉瘤），这将需要变更方案（Keane, 2014）。或者，特殊染色可以从一开始时就纳入实验方案中。例如，委托方要求对所有脂肪组织进行特殊染色以评估化合物效应，如过氧化物酶体增殖物激活受体（peroxisome proliferator-activated receptor, PPAR）激动剂对白色和棕色脂肪的影响（Long et al., 2009）。

1.7　脱钙

有些组织如骨骼、牙齿等含有高浓度的钙盐，很难被切割，所以需要用甲酸等溶液脱钙，以便去除钙盐，软化组织使其不易破碎，从而更容易地切片。曾有文献报道与过度组织脱钙相关的人为现象（McInnes, 2011）。

1.8　免疫组织化学

免疫组织化学（Immunohistochemistry, IHC）常用于 HE 染色不能提供目的细胞类型的足够信息的情况。病理学家需要用 IHC 对特定细胞类型进行明确的确认和检测。例如，HE 染色不能区分 T 细胞与 B 细胞，但 IHC 可以通过使用抗 CD3 和 CD19 抗体来区别。因此，IHC 是使用针对分子的抗体和可视标记在组织切片上原位检测细胞上的分子或表位的一种方法。

IHC 在鉴定未知肿瘤和检测传染性病原体方面非常有用。毒理病理学家可能需要知道受试物相关改变的确切细胞学特征，因此，以下标记物非常有用。例如，胶质纤维酸性蛋白（glial fibrillary acid protein, GFAP）（染色反应性星形胶质细胞）；突触素和嗜铬粒蛋白（染色神经内分泌细胞）；垂体细胞中的生长激素（图 1.13）和肝磷脂沉积中的 LAMP2（+）。其他常见抗体包括增殖细胞核抗原（proliferating cell nuclear antigen, PCNA），它能染色处于活跃增殖状态（G_1、G_2、S 和 M 期）的细胞，末端脱氧核苷酸转移酶 dUTP 缺口末端标记（TUNEL）和半胱天冬酶 3（caspase 3）抗体可染色凋亡细胞。

OCT 化合物（Tissue Tek，UK）中冰冻的新鲜组织是 IHC 或原位杂交的最佳选择，但也可以使用福尔马林固定的组织，只要应用各种技术来分解掉福尔马林即可（例如，将组织浸泡在柠檬酸缓冲液中进行微波处理，也被称为“抗原修复”）。新鲜冰冻切片中的细胞形态通常比石蜡包埋切片中的差，但多数抗体更容易作用于新鲜冰冻组织。

肥大细胞由于其明显的颗粒通常是比较容易识别的，但如果需要，也可用组织化学甲苯胺蓝法染色或抗 CD117 抗体的 IHC 使其特征更加突出。啮齿类动物中单核免疫细胞如巨噬细胞和淋巴细胞可以使用一套基本的 IHC 标记物来进行鉴定，包括巨噬细胞（F4/80、MAC2）、T 细胞（CD3、CD4、CD8）和 B 细胞（CD19、CD23）（Ward et al., 2006）。

IHC 也面临难题：大部分的抗体是针对人类抗原开发的，因此，毒理病理学家永远不能确定某个特定抗体是否会在啮齿

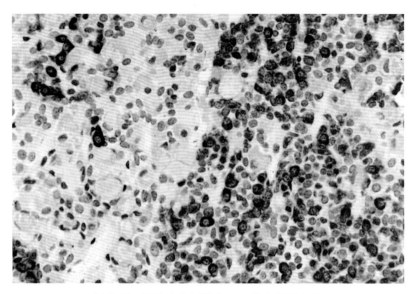

图 1.13 垂体中生长激素 IHC 染色阳性细胞

类动物组织中起作用（良好的阳性和阴性对照是必不可少的）；冰冻组织切取合适的切片有难度；福尔马林固定后组织抗原的解蔽（抗原修复）问题；高水平的背景染色。多克隆抗体可结合几个不同的表位，因此，比结合单个表位的单克隆抗体更敏感，但特异性较差。

1.9 组织交叉反应研究

在制药公司和合同研究机构中开展的组织交叉反应（tissue crossreactivity, TCR）研究，目的是检查用于治疗的新型单克隆抗体的脱靶抗原结合和异常组织的靶向结合。TCR 研究的价值在于预测使用药理学相关动物模型进行体内药理学和毒理学研究中未检测到的毒性（Geoly, 2014）。通常，一套完整的冰冻人体和动物组织可用于新抗体的免疫标记。TCR 检测本身与毒性和疗效的相关性是可变的（Leach et al., 2010），在各种动物种属和人体组织中，交叉反应研究常常存在大量的背景染色，这很难解释，因此，可能不是确定新抗体安全性的最佳方法。

1.10 电子显微镜

电子显微镜通常用于确认 HE 染色切片的观察所见，例如，肝细胞肥大（过氧化物酶体和内质网增多）、磷脂质沉积（板层小体）等情况（图 1.14）。透射电子显微镜（transmission electron microscopy, TEM）主要生成组织薄切片的二维（2D）照片，而扫描电子显微镜（scanning electron microscopy, SEM）则可以生成组织表面的三维（3D）照片。通常 TEM 比光学显微镜有更高的分辨率，并可提供实

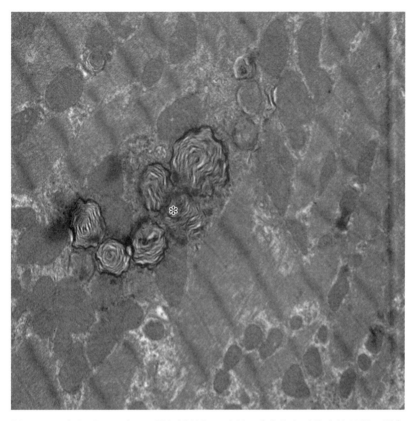

图 1.14　磷脂质沉积时可见特征性的板层小体＊（大鼠心脏的电镜显微照片）

际细胞及其细胞器与细胞核的照片。一般来说，TEM 提供的照片可显示细胞器、线粒体、粗面内质网与滑面内质网、溶酶体、磷脂质沉积、包涵体和过氧化物酶体等。与此相反，SEM 有助于评估肠道表面，可观察细菌附着或对绒毛的破坏情况。电子显微镜的缺点包括成本较高、特殊固定剂的使用、树脂包埋以及需要经过培训的技术员拍摄专业照片等，这些因素限制了近年来电子显微镜的使用。

1.11　原位杂交

原位杂交（in situ hybridization, ISH）

可用于检测组织切片中的目的 RNA 或 DNA。聚合酶链反应（polymerase chain reaction, PCR）和其他凝胶／印迹法不能确定哪个细胞中的 RNA 增加（上调）。因此，ISH 的使用可让病理学家了解哪些细胞产生特定的 DNA 或 RNA 产物，因为它的优点是能保持组织结构的完整性（与 PCR 不同）。

与 IHC 一样，ISH 需要不同类型的探针。探针可以是不同长度的 DNA 或 RNA。RNA 探针通常被称为"核糖核酸探针"。ISH 中最常用的 DNA 探针是寡核苷酸探针。探针必须具有与目的 mRNA

互补的碱基序列（A、T、C、G）。也就是说，如果 mRNA 上的碱基是 C，则探针必须是 G。许多公司可以合成并标记探针。探针与靶点的结合被称为"杂交"。标记用于在特定细胞或组织中使探针可视化。

在制药行业，组织芯片越来越多地应用 IHC 或 ISH 以筛选大量的组织样本。组织芯片是将多个组织样本包埋在一个蜡块中，用于制作含有许多不同组织小样本的单张切片。

1.12 激光捕获显微术

用激光切割出组织切片内感兴趣的区域，然后将该区域组织用于众多的后续操作，如通过逆转录酶聚合酶链反应（reverse transcriptase polymerase chain reaction，RT-PCR）扩增目的区域的 mRNA 或 IHC。

1.13 共聚焦显微镜

共聚焦显微镜可以提供二维或三维荧光图像的高分辨率照片。共聚焦显微镜有一个能有效排除非焦点荧光的针孔，它呈现的实际效果是来自组织的一个薄切面。通过扫描一个样本的多个薄切面，共聚焦显微镜可建立一个该样本的非常清晰的三维图像（Prasad et al., 2007）。

1.14 图像分析

图像分析可以提供细胞数量、细胞大小、病变范围以及一个器官中某一特定抗体染色等的定量评估信息。计算机程序用于生成可应用于统计的数据。有关图像分析的更多信息可以参阅 Scudamore（2014）发表的文章和本书第 8 章的相关内容。

1.15 数字成像

数字成像允许对切片进行扫描和远程在线检查。多个病理学家可以远程观察切片，而无须将其邮寄到不同的国家。数字成像可用于定量分析细胞与细胞核的大小，以及不同地区的多位病理学家对疑难病变进行诊断，同时也有助于开展同行评议。

1.16 精母细胞分析

认识睾丸生精小管内构成生精周期的不同细胞组合，对于确定某些发育阶段的细胞群缺失是非常必要的。更大的挑战是如何识别雄性动物发育未成熟并与退行性改变相鉴别（Creasy, 2011）的问题。这是在犬和非人灵长类动物研究中的一个常见问题。使用正确的固定剂保存睾丸（Lanning et al., 2002；Latendresse et al., 2002），对精子发生的检测至关重要。睾丸 PAS 染色是检查大鼠和小鼠睾丸生精周期不同阶段的一项很实用的技术，可使病理学家评估精母细胞的发育，并确定不同阶段的受试物相关效应（Creasy, 1997）。一般来说，大多数啮齿类动物的研究都需要提供雄性大鼠和小鼠睾丸 PAS 染色的检查结果，从而确认雄性生殖器官不存在与受试物相关的改变。

1.17　药物非临床研究质量管理规范

在合同研究机构内大多数研究都应该按照 GLP 的要求进行（HHS, 1992）。用于兽医或人类使用的医疗器械、药品和生物制品受 EMA 或 FDA 的监管，在开始人类的临床试验之前，必须进行临床前安全性试验（通常是在实验动物中进行）。遵守 GLP 的目的是确保提交到监管机构的数据质量和完整性是可靠的，没有数据被更改！有关 GLP 研究的所有法规都是健全的，包括所有人员、设施、设备、受试物和记录的标准。简而言之，GLP 要求拥有履行管理职责的人员（按照 GLP 规定），符合 GLP 的设施、设备和材料。培训对于要求符合 GLP 的所有人员而言非常重要，质量保证（quality-assurance, QA）部门需要检查设施、方案和报告。标准操作规程（standard operating procedure, SOP）是 GLP 的基础，组织学、血液学、血生化和其他实验室应该具备 SOP。标本采集与识别，剖检的实施，对照品与受试物的接收、识别、存储和测试等（如血清、福尔马林固定的组织）也应该具备 SOP。

1.18　吸入研究

吸入病理学主要研究上呼吸道组织（包括喉、鼻甲、气管、气管杈及相关淋巴结）与受试物相关的病变。大鼠、小鼠、犬和非人灵长类动物常被用于吸入研究。已有人描述了这些动物种属鼻腔解剖结构上的明显差异，可引起鼻腔内气流、颗粒沉积以及吸入气体总容量的不同。此外，鼻甲大小和上皮表面积也有种属差异。吸入研究比常规的安全性研究专业性更强，研究人员需要了解动物吸入性病变及背景病变的意义，以便评估某种特定的吸入性化合物对人类的风险。

在鼻腔 / 鼻甲中发现有 4 种上皮类型（Monticello et al., 1990）：鳞状上皮、移行上皮、呼吸上皮和嗅上皮。鼻腔切片的标准化是组织病理学评价必不可少的，因此，大鼠和小鼠鼻甲的 4 个切片常固定在上腭的相同部位处切取（Young, 1981）。在啮齿类动物中，会厌底部是外源性物质损伤的好发部位，敏感性上皮覆盖黏膜下腺体。值得一提的是，因食蟹猴的鼻腔结构比啮齿类动物更类似人类，所以食蟹猴是测试人类吸入性化合物的优选实验动物。药物非临床研究质量管理规范可确保原始数据是统一、一致、可靠和可重复的（Keane, 2014）。

1.19　连续滴注研究

连续滴注研究需将医用输液泵附着在动物身上（通常在布袋内）使用，这样可以将化合物通过导管连续地滴注入特定的静脉。当然也存在许多特殊的问题，包括如何选择最适合的留置导管种类、滴注技术、医用输液泵附着和导管插入的手术方式、导管材料的化学成分、滴注的化合物、血管及导管直径的选择，以及如何在存活期保持导管开放等（Weber et al., 2011）。聚氨酯导管优于聚乙烯导管，因为后者会硬化、变脆并释放少量导管物质至血液循环中（Weber et al., 2011）。由于动物可能会抓伤伤口并将导管从血管中拔出，因此，在犬身上使用隐静脉进行连续滴注研究不应持续超过 3 天（Weber et al., 2011）。

兔和犬的颈静脉常被错误地估计过长，因此，插入导管时易误入到心脏的心室，可能会引起心内膜炎（Weber et al., 2011）。在导管插入血管的部位常发生一些典型病变，如慢性炎症、纤维化、缝合线的异物反应（肉芽肿形成）、脓肿、血栓形成和出血等（Weber et al., 2011），应该将上述病变与受试物相关的病变相区别。如果被研究动物的脓肿和坏死发生率高，说明插管技术差，将导致研究无效。

1.20　致癌性研究

致癌性研究一般是将小鼠或大鼠在受试物中暴露约 2 年，以确定处理组动物与未处理的对照组动物相比其肿瘤发生率是否增加。为确保 104 周后有足够数量的动物存活，致癌性研究需要大量的动物（一般为每组每个性别 50 只）。致癌性研究的预期效果包括：提高暴露于已通过毒性试验的化学物质的人群的安全性；提高开发人用药物的效率；减少动物、人员和财

政资源的浪费。致癌性研究费用昂贵，需要研究人员具备优秀的管理和组织能力。此外，统计学设计（例如，正确的动物随机分组、样本大小的考虑、剂量的选择、动物的分配问题以及控制潜在的混杂因素，如同窝幼仔和笼养效应）也是需要解决的问题（Haseman, 1984）。由于致癌性研究花费时间长，消耗大量资源，所以只有当人类的暴露风险需要动物致癌性研究的数据支持时，才能进行致癌性研究。

最近，由于处理组啮齿类动物与人类之间的预测性和相关性差，以及从动物保护和经济成本考虑，人们对致癌性研究的目的和未来提出了疑问（Knight, 2007）。

1.21　生物制品

生物医药产品或"生物制品"是由生物来源制造或衍生出来的化合物。这意味着它们与化学生产的药物（如抗炎药物）不同。生物制品包括活细胞（如干细胞）、疫苗、基因治疗产品、重组蛋白、血液及血液制品。生物制品可以由糖、蛋白质或核酸组成，也可以是细胞和组织。生物制品可能与传统化合物在监管方法上有所不同。

1.22　病理学报告

病理学家在一个安全有效的计算机数据采集程序（如 Provantis）中记录他们的发现，可以生成表格并进行统计分析（见第 2 章）。GLP 研究要求进行同行评议，

以便产生一致且可靠的数据及报告（见第 2 章和第 8 章）。一旦专题病理学家和同行评议病理学家对研究结果达成一致意见，专题病理学家则对数据进行必要的修改，并锁定数据以及生成最终的一套表格和一份最终报告。这份报告随后提交给专题负责人，以纳入最终研究报告。如果研究人员与专题病理学家进行积极的交流和合作，则可以生成高质量的病理学报告（Keane, 2014）。

病理学报告必须简明准确，说明其发现的意义（即哪些是受试物相关的改变，哪些不是受试物相关的改变）。大体病理学和组织病理学所见应结合血液学、血生化结果以及脏器重量进行解释，并且，大体病理学所见应与组织病理学所见相关联。无可见毒性作用剂量（no-observed-adverse-effect level, NOAEL）的报告也应包括在内（见第 7 章）。病理学报告还应确定研究终止前发生的与处理相关的动物非计划死亡情况（Keane, 2014）。

1.23　结论

本章不可能列出所有制药公司和合同研究机构可能使用的全部病理学技术。但是，本章涵盖了一些更常用的技术。同时，也为如何制作毒理病理学研究中使用的切片提供了有用的信息。

（肖　洒　林　志　译，吕建军　校）

参考文献

Braber, S., Verheijden, K.A., Henricks, P.A., Kraneveld, A.D. and Folkerts, G. (2010) A comparison of fixation methods on lung morphology in a murine model of emphysema. *American Journal of Physiology: Lung Cellular and Molecular Physiology*, 299, L843–51.

Connolly, H.M., Crary, J.L., McGoon, M.D., Hensrud, D.D., Edwards, B.S., Edwards, W.D. and Schaff, H.V. (1997) Valvular heart disease associated with fenfluraminephentermine. *New England Journal of Medicine*, 337(9), 581–8.

Costa, S., García-Lestón, J., Coelho, M., Coelho, P., Costa, C., Silva, S., Porto, B., Laffon, B. and Teixeira, J.P. (2013) Cytogenetic and immunological effects associated with occupational formaldehyde exposure. *Journal of Toxicology and Environmental Health, Part A*, 76, 217–29.

Creasy, D.M. (1997) Evaluation of testicular toxicity in safety evaluation studies: the appropriate use of spermatogenic staging. *Toxicologic Pathology*, 25, 119–31.

Creasy, D.M. (2011) Reproduction of the rat, mouse, dog, non-human primate and minipig. In: McInnes, E.F. (ed.). *Background Lesions in Laboratory Animals*, Saunders, Edinburgh, pp. 101–22.

Fiette, L. and Slaoui, M. (2011) Necropsy and sampling procedures in rodents. *Methods in Molecular Biology*, 691, 39–67.

Geoly, F.J. (2014) Regulatory forum opinion piece: tissue cross-reactivity studies: what constitutes an adequate positive control and how do we report positive staining? *Toxicologic Pathology*, 42(6), 954–6.

Haseman, J.K. (1984) Statistical issues in the design, analysis and interpretation of animal carcinogenicity studies. *Environmental Health Perspectives*, 58, 385–92.

HHS. 1992. *Good Laboratory Practice (GLP) for Nonclinical Laboratory Studies, Department of Health and Human Services*, Washington, DC.

Keane, K. (2014) Histopathology in toxicity studies for study directors. In: Brock, W.J., Mouhno B. and Fu Lijie (ed.). *The role of the study director in nonclinical studies: Pharmaceuticals, chemicals, medical devices, and pesticides*, John Wiley &

Sons, Inc. pp. 275–295.

Kittel, B., Ruehl-Fehlert, C., Morawietz, G., Klapwijk, J., Elwell, M.R., Lenz, B., O'Sullivan, M.G., Roth, D.R. and Wadsworth, P.F.; RITA Group; NACAD Group. (2004) Revised guides for organ sampling and trimming in rats and mice – Part 2. A joint publication of the RITA and NACAD groups. *Experimental and Toxicologic Pathology*, 55, 413–31.

Knight, A. (2007) Animal experiments scrutinised: systematic reviews demonstrate poor human clinical and toxicological utility. *ALTEX*, 24(4), 320–5.

Knoblaugh, S., Randolph Habecker, J. and Rath S. (2011) Necropsy and histology. In: Treuting, P.M. and Dintzis, S. (eds). *Comparative Anatomy and Histology: A Mouse and Human Atlas*, Elsevier, Amsterdam, pp. 15–41.

Lanning, L.L., Creasy, D.M., Chapin, R.E., Mann, P.C., Barlow, N.J., Regan, K.S. and Goodman, D.G. (2002) Recommended approaches for the evaluation of testicular and epididymal toxicity. *Toxicologic Pathology*, 30, 507–20.

Latendresse, J.R., Warbrittion, A.R., Jonassen, H. and Creasy, D.M. (2002) Fixation of testes and eyes using a modified Davidson's fluid: comparison with Bouin's fluid and conventional Davidson's fluid. *Toxicologic Pathology*, 30, 524–33.

Leach, M.W., Halpern, W.G., Johnson, C.W., Rojko, J.L., MacLachlan, T.K., Chan, C.M., Galbreath, E.J., Ndifor, A.M., Blanset, D.L., Polack, E. and Cavagnaro, J.A. (2010) Use of tissue cross-reactivity studies in the development of antibody-based biopharmaceuticals: history, experience, methodology, and future directions. *Toxicologic Pathology*, 38(7), 1138–66.

Long, G.G., Reynolds, V.L., Dochterman, L.W. and Ryan, T.E. (2009) Neoplastic and non-neoplastic changes in F-344 rats treated with Naveglitazar, a gamma-dominant PPAR alpha/gamma agonist. *Toxicologic Pathology*, 37, 741–53.

McInnes, E.F. (2011) Artifacts in histopathology. In: McInnes, E.F. (ed.). *Background Lesions in Laboratory Animals*, Saunders, Edinburgh, pp. 93–9.

McInnes, E.F., Rasmussen, L, Fung, P., Auld, A.M., Alvarez, L., Lawrence, D.A., Quinn, M.E., del Fierro, G.M., Vassallo, B.A. and Stevenson, R. (2011) Prevalence of viral, bacterial and parasitological diseases in rats and mice used in research environments in Australasia over a 5-y period. *Lab Animal*, 40, 341–50.

Michael, B., Yano, B., Sellers, R.S., Perry, R., Morton, D., Roome, N., Johnson, J.K., Schafer, K. and Pitsch, S. (2007) Evaluation of organ weights for rodent and non-rodent toxicity studies: a review of regulatory guidelines and a survey of current practices. *Toxicologic Pathology*, 35, 742–50.

Monticello, T.M., Morgan, K.T. and Uraih, L. (1990) Nonneoplastic nasal lesions in rats and mice. *Environmental Health Perspectives*, 85, 249–74.

Morawietz, G., Ruehl-Fehlert, C., Kittel, B., Bube, A., Keane, K., Halm, S., Heuser, A. and Hellmann, J.; RITA Group; NACAD Group. (2004) Revised guides for organ sampling and trimming in rats and mice – Part 3. A joint publication of the RITA and NACAD groups. *Experimental and Toxicologic Pathology*, 55, 433–49.

Pearson, G.R. and Logan, E.F. (1978) The rate of development of postmortem artefact in the small intestine of neonatal calves. *British Journal of Experimental Pathology*, 59, 178–82.

Prasad, V., Semwogerere, D. and Weeks, E.R. (2007) Confocal microscopy of colloids. *Journal of Physics: Condensed Matter*, 19, 113102.

Ruehl-Fehlert, C., Kittel, B., Morawietz, G., Klapwijk, J., Elwell, M.R., Lenz, B., O'Sullivan, M.G., Roth, D.R. and Wadsworth, P.F.; RITA Group; NACAD Group. (2003) Revised guides for organ sampling and trimming in rats and mice – Part 1. A joint publication of the RITA and NACAD groups. *Experimental and Toxicologic Pathology*, 55, 91–106.

Scudamore, C.L. 2014. Practical approaches to reviewing and recording pathology data. In: Scudamore, C.L. (ed.). *A Practical Guide to the Histology of the Mouse*, John Wiley & Sons, Chichester, pp. 25–42.

Sellers, R.S., Morton, D., Michael, B., Roome, N., Johnson, J.K., Yano, B.L., Perry, R. and Schafer, K. (2007) Society of Toxicologic Pathology position paper: organ weight recommendations for toxicology studies. *Toxicologic Pathology*, 35, 751–5.

Seymour, R., Ichiki, T., Mikaelian, I., Boggess, D.,

Silva, K.A. and Sundberg, J.P. (2004) Necropsy methods. In: Hedrich, H. and Bullock, G. (ed.). *The Laboratory Mouse* (eds), Elsevier, New York, pp. 495–517.

Suvarna, S.K. and Ansary, M.A. (2001) Histopathology and the 'third great lie'. When is an image not a scientifically authentic image? *Histopathology*, 39, 441–6.

Tannenbaum, J. and Bennett, B.T. (2015) Russell and Burch's 3Rs then and now: the need for clarity in definition and purpose. *Journal of the American Association of Lab Animal Science*, 54, 120–32.

Ward, J.M., Erexson, C.R., Faucette, L.J., Foley, J.F., Dijkstra, C. and Cattoretti, G. (2006) Immunohistochemical markers for the rodent immune system. *Toxicologic Pathology*, 34, 616–30.

Weber, K., Mowat, V., Hartmann, E., Razinger, T., Chevalier, H.J., Blumbach, K., Green, O.P., Kaiser, S., Corney, S., Jackson, A. and Casadesus, A. (2011) Pathology in continuous infusion studies in rodents and non-rodents and ITO (infusion technology organisation) – recommended protocol for tissue sampling and terminology for procedure-related lesions. *Journal of Toxicologic Pathology*, 24, 113–24.

Young, J.T. (1981) Histopathological examination of the rat nasal cavity. *Fundamental and Applied Toxicology*, 1, 309–12.

第 2 章　病理学数据记录

Cheryl L. Scudamore

MRC Harwell, Harwell Science and Innovation Campus, Oxfordshire, UK

学习目的

- 了解病理学所见的构成。
- 了解如何量化病理学所见。
- 了解如何根据部位、分布和慢性化创建病理术语。
- 了解历史对照数据和同行评议。

在制药公司和相关合同研究机构（contract research organization, CRO），病理学数据通常是由毒理病理学家生成的。既往制药行业的毒理病理学家具有不同的科研背景，在生物科学、医学、口腔医学和兽医学方面具有不同的学位资质。目前，大多数毒理病理学家具有兽医专业研究生学历和病理学资质（Bolon et al., 2010; van Tongeren et al., 2011）。病理学家除了具备识别和记录病理学所见的能力，还应能够根据存活期和剖检时的大体观察结果、器官重量改变和其他可用的病理学数据（如临床生化和血液学变化）解释这些所见。所有这些信息应该在专题病理学家的报告中进行解释，同时要考虑到所研究的化合物、生物制药、基因或病原体的其他已知情况（Crissman et al., 2004）。

病理学家通常在机构内担任多个角色，包括专题病理学家、项目团队成员、研究人员和管理人员。在制药行业中，从剖检、切片制作和有资质的、经验丰富的病理学家的解释到生成监管病理学（安全）数据的过程，通常严格遵循药物非临床研究质量管理规范（Good Laboratory Practice, GLP）或同等质量体系，但学术界并不总是如此。因此，在回顾"发现"研究数据和查阅发表的文献时要意识到病理学数据可能不是由有资质的人员报告的，而且术语与毒理学研究中所使用的术语可能不同（Cardiff et al., 2008）。

2.1　病理学所见的含义

病理学家通常将其结果称为"所见"，而不是"病变"。"所见"是病理学家认为值得记录的东西，可能是也可能不是病理变化。

（1）病理学家可以记录组织形态学的"正常"改变和变化，因为这些改变可能发生在给药组动物中。记录正常改变的情况包括以下三方面。

- 雌性发情周期。
- 啮齿类动物脾中髓外造血的存在 / 程度。
- 生殖器官处于未成熟 / 青春期阶段，特别是使用大型动物（犬和非人灵长类动物）的研究。

（2）病理学家也会记录偶发性病变，这可能与研究相关，也可能与研究无关。例如，任何研究中都可能发生与打斗有关的创伤或因笼具造成的意外损伤，而与啮齿类动物灌胃有关的损伤或犬膀胱插管后造成膀胱炎可能与操作程序有关，而与处理效应无关。

（3）所有种属的组织都可能出现自发性或背景偶发性所见（McInnes，2012），这些所见是特定品系或种属所公认的和预期的改变。病理学家通常会记录这些所见，因为这些病变发生率的增加或减少可能与处理效应相关。例如，炎症细胞灶在许多器官中都很常见，特别是肝（Foster,2005），病灶的增加可能与轻微的肝毒性有关，而如果化合物具有抗炎特性，则炎症病灶可能会减少。

（4）最后，病理学家也会记录由实验方案本身特别诱导产生的病变。这些病变可能与毒性研究中所检测的化合物有关，或者涉及转基因动物的研究中遗传修饰的结果。

2.2　病理学所见的标准化

病理学是一门观察性科学。从某种意义上来讲，很难保证不同观察者之间记录所见的完全标准化。可以通过两种主要技术提高病理学所见的标准化和重现性：病变严重程度的半定量分析和使用统一的术语命名。

2.2.1　半定量分析

通常，诊断病理学采用定性的叙述性报告来记录病理学家在显微镜下的所见。一份书写良好的定性描述报告可以提供大量的关于组织形态学变化的信息，并且对记录新的诱导产生的病变非常有用，随后可以被其他病理学家所承认。然而，与任何其他科学观察一样，定性数据很难比较，由于不同分析人员（病理学家）的标准不统一，所以难以统计分析。

对于许多科学参数，定量（数值）数据是期望得到的结果，但对于病理学分析而言，为了训练计算机化系统并使图像分析工具得以使用，定量分析需要大量的人力投入和人为干预。实际上，半定量分析几乎普遍应用于高通量、非肿瘤病理学研究，包括毒理学研究，因为有经验的病理学家使用半定量分析时可提供足够的可重复的数据（表 2.1）。通过对半定量方法和定量方法的比较发现在分析病理数据时，使用两种方法得到的总体结论通常是相同的（Shackleford et al., 2002；Von

表2.1　数据类型比较

定性	半定量	定量
描述组织的形态学改变	病变的范围或严重程度分为若干个不同的分值或等级	测量细胞数量、病变和受影响区域
适用于记录新诱发性病变	适用于快速数据记录，只需回答"是/否"或"等级"就足够	适用于精确的数据和区分细微差别
主观的	主观的	客观的
耗时长	较快	一旦经过图像分析系统培训，分析单个参数速度较快 如果用于测量在研究中可能出现病变的全部范围，则速度较慢
很难分析	能分析	可统计分析
难以进行组间统计学比较	允许使用非参数检验进行统计学比较	
依靠操作者的经验	依靠操作者的经验	较少依靠经验

Bartheld, 2002）。

一般情况下，不按照严重程度对赘生物（即肿瘤）进行半定量分级，但记录为"存在"，并根据形态学标准和生物学行为将其分类为"良性"或"恶性"，"致命性"或"非致命性"，以便进行 Peto 分析（Peto et al., 1980）。

半定量分析包括根据病变的范围和严重程度对其分级或评分。序数等级或分数通常从 0 延伸到 3~5。由于很难区分并记住不同等级间的细微差别，因此，分级的类别越多，重复性越差。评分系统可以基于近似线性或非线性的方法，表 2.2 列举了不同分级的一些描述词。通常首选非线性方法，因为其允许记录背景病变并不过分强调背景病变的意义（即假设如果病变是背景病变，则不应该影响组织或器官的功能，因此，其等级最多以低级出现；

Mann et al., 2013）。

"0"级可以使用不同的术语，重要的是了解病理学家在使用这些术语时的含义，因为这表明他们在使用较低的观察阈值。

- NAD 即"未见明显异常"，表示组织中没有出现特别的改变。
- WNL 即"在正常范围内"，表示组织中可能存在极轻度的改变，但未记录。

2.2.2　统一的术语

为确保不同的研究、机构内部和不同机构之间的病理学数据可以被分析、检索及比较，应使用标准诊断术语。统一的术语有利于使用计算机系统进行数据采集，与监督机构共享信息，如通过 SEND（非临床数据交换标准）——执行 CDISC（临

表 2.2　用于实验动物组织非肿瘤性病变半定量分析的线性和非线性分级方案

线性		非线性	
等级	描述	等级	描述
0	NAD（WNL）：无可记录的改变	0	NAD（WNL）：无可记录的改变
1	极轻度：改变范围累及 0~20% 的组织	1	极轻度：在 20 倍物镜光学显微镜下可见的最小改变；小、局灶性或累及小于 10% 的组织
2	轻度：改变范围累及 21%~40% 的组织	2	轻度：容易观察到的改变，但不是主要特征；包括多灶性小病变或累及小于 20% 的组织；可能在该种属动物的背景病变范围之内
3	中度：改变范围累及 41%~60% 的组织	3	中度：改变范围更广泛或涉及更多的病灶（如在 20 倍物镜下每个视野中都可见），超出该种属动物背景病变范围；可能开始影响器官功能并可能与其他改变（如脏器重量增加）相关
4	中等重度：改变范围累及 61%~80% 的组织	4	中等重度：类似 3，但累及更多的组织（如高达 75%）；可能影响组织 / 器官功能
5	重度：改变范围累及 81%~100% 的组织	5	重度：改变几乎累及整个组织，极可能影响功能 / 不利影响

注：NAD—未见明显异常；WNL—在正常范围内。资料来源：Scudamore（2014）。经 Wiley-Blackwell 许可转载。

床数据交换标准协会：http://www.cdisc.org/send）标准数据表格模型（SDTM）共享非临床数据。

虽然一些机构可能有其内部术语表示方法，但持续的全球协作过程形成了统一的术语：术语和诊断标准的国际协调（International Harmonization of Nomenclature and Diagnostic, InHAND）（Mann et al., 2013）。这个术语最初只包括大鼠和小鼠，但最终扩展到大型动物种属。InHAND 倡议制定肿瘤性（增生性）和非肿瘤性所见的诊断标准和鉴别诊断。肿瘤性所见往往更容易进行一致性记录，因为它们必须符合特定的诊断标准，而非肿瘤性病变可以进行更多的解释。

InHAND 标准中对非肿瘤性病变给出明确的术语，在可能的情况下，这些术语是描述性的而不是诊断性的（即并不提示病变的具体原因）。在某些情况下，如果组织损伤导致持续性损伤，并同时存在对损伤的修复，或者病变由一系列改变组成，则可以使用组合术语来确认这种情况（如"可逆性细胞损伤 / 再生"或"肾病"）。

除了对病变给出一个诊断术语外，还可以添加其他修饰语以使病理学数据更具特异性（图 2.1）。

● 部位：组织内损伤的具体部位可能是非常重要的，因此需要明确损伤的具体部位（如在肾中的病

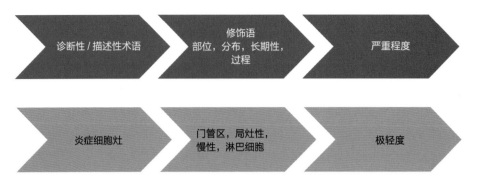

图2.1 如何生成病理学术语

变可能累及肾小球、肾小管或二者之间的间质组织）。

- 分布：与大体病变一样（见第1章），病变可能累及整个组织（即弥漫性）或仅累及部分组织（即局灶性）。

- 长期性：有时，可以用术语表示病变的可能时间，从"亚急性"（最近）到"急性"或"慢性"（长期存在）。这些术语在某些情况下可能有助于研究（如在长期毒性研究结束时发现的亚急性病变可能与处理无关）。病变是一个发展的过程，不同的组织病变的时间不一定相同，诊断时需要特别注意。

- 过程术语：有时术语用来表示所见病变过程的类型。通常用于炎症，但有时也用于其他改变（如纤维化）。根据出现的主要炎症细胞［如"中性粒细胞"（化脓性）、"淋巴细胞""组织细胞"（肉芽肿性）］来描述炎症。

2.2.3 本体论方法

统一术语的另一个途径是使用本体论方法，但还没有广泛应用于毒理病理学。本体论在等级基础上将对象或术语之间的关系进行分类，在这种情况下，需创建病理学术语分类法。本体论被用于医学和病理学的许多领域，以便将跨学科转化观念以及检查所见进行整合。在实验动物中使用这种方法的主要考虑之一是可以将基因工程动物中新的病理学改变映射到已知的人类疾病（Schofield et al., 2013）。这种方法可以计算机化，加强数据检索和计算机建模。值得注意的是，这种方法可以用于评估来自更广泛的学术界团体的病理学数据，其中一些化合物或生物制品将被发现，然后转移到制药公司进行开发。

2.3 病理学记录的"不一致性"

在某一研究中，一位经验丰富的病理学家通常可以保证记录的一致性。使用有明确诊断标准的一致性术语有助于病理学家之间保持一致，特别是对于增生性病变，可以根据一组明确的诊断特征进行诊断。对某一特定种属或某一组病变缺乏整体经验或缺乏特定经验可能导致病变分类和分级的一致性降低，但非正式同行评议过程（见第 2.6 节内容）和专业水平的不断提高有助于减少这种情况。

一些原因导致了记录不一致，为理解它们的意义，了解这些原因是很有帮助的。

2.3.1　诊断漂移

诊断漂移多发生在大型的研究中（如终生致癌试验，其中组织诊断需要持续数月甚至数年）。随着时间的推移，病理学家与初始诊断时相比可能会过多或过少记录某些背景病变。因此，重要的是在研究结束时仔细分析发病率统计表（如果必要，重新检查组织），以确定是否存在明显异常。重要的是要记住，如果研究过程中重新检查数据，病理学家有可能发现并纠正诊断漂移，但这些数据可能并不代表病理学家的最终意见。

2.3.2　阈值

动物组织不会完全没有"所见"，如果病理学家足够细心，他们可以发现一些需要记录的改变（如肝中的小炎症细胞灶）。因此，所有病理学家使用某种程度的阈值，可能受时间压力、检查速度或仅使用显微镜最低倍物镜的影响。病理学家

在没有看到高于其个人阈值的任何改变情况下，会使用术语"NAD"和"WNL"。阈值会因病理学家的经验、研究类型、动物数量以及公司或团队的策略而有所不同。

一项研究的总体结果不会受某个病理学家所使用的阈值水平的影响，但是在比较不同病理学家诊断的研究中，病理学数据的差异可能会导致某些问题。具有较高记录阈值的病理学家（一般不记录，除非病变特别明显）通常会有更多的动物被记录为 0 级或 NAD。

2.3.3　组合与分解

除了用于记录观察所见的不同阈值之外，病理学家还可以选择在任何时候或在某些情况下"组合"或"分解"检查所见。组合是用单个概括性术语来涵盖具有多种观察所见的病变，而分解则是将复杂病变分解为其组成部分并将这些观察所见分别记录。组合术语意味着某一研究中记录的观察所见会更少，并且可以随时间变化对复杂的病变进行追踪，但它假设构成复杂术语的单个所见仅与特定发病机制有关。这种情况的一个典型例子就是记录慢性进行性肾病（chronic progressive nephropathy, CPN），CPN 是大多数大鼠品系中常见的背景改变（见第 4 章）。CPN 由一组相关的肾组织改变组成：肾小管嗜碱性变、肾小管扩张、蛋白管型、间质炎症细胞浸润和肾小球硬化。在病变

的早期阶段，可能只存在一种或两种上述改变（通常可见极轻度肾小管嗜碱性变），但随着病变的进展，所有这些变化都将出现。当数据进行"组合"与"分解"记录时会存在显著差异（图2.2）。

这两种方法各有优缺点。组合方法很容易评估某一病变随时间的进展（即随研究时间增加），但单个所见是非特异性的，因此，很难确定早期的病理改变（可能仅由这组病变中的一个或两个病变组成）不是由于其他原因引起或是另一个病变的一部分。这种病理改变的组合可能对一个公认的病变更具特异性，但如果对细微变化进行分解，一旦完成就很难重建组合术语。

这些不同的方法解释了病理学家之间

数据集的一些明显差异，也将对历史对照的发生率产生影响。

2.4　盲检

盲检，即在事先不了解组别或实验方案信息的情况下进行组织检查，有时盲检被认为是减少病理学记录中不一致和偏离的一种方法。但是，不推荐病理学家采用盲检进行毒性安全性研究阅片，原因如下。

- 盲检可能会降低发现任何改变的可能性，特别是那些与"正常"背景所见有细微差异的改变。
- 盲检不可能做到毫无偏差，如果组织存在明显的给药相关性改变，采用盲检的方法没有意义。

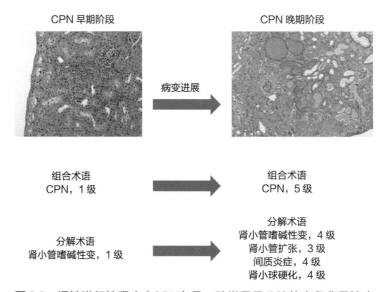

图2.2　慢性进行性肾病（CPN）是一种常见且公认的大鼠背景性病变。病变涵盖从早期阶段偶见嗜碱性肾小管到可见多种不同的形态所见的晚期（慢性）阶段。采用组合方式记录病变的病理学家在病变的整个过程中记录不同程度分级的CPN，而采用分解方式记录病变的病理学家则描述每一阶段的不同病变

- 盲检没有充分利用病理学家的知识、解释技能和经验（如将临床病理学和临床症状信息与特定组织病理学病变相关联的能力）。

- 盲检减慢了整个研究过程（如在阅片之前必须对切片进行编码和解码），并增加了研究成本。

虽然最佳操作指南不推荐对安全性研究中的组织病理学检查使用盲检（Crissman et al., 2004; Neef et al., 2012），但某些情况下盲检仍可能有用。病理学家以非盲检的方式对整个研究进行检查后，再对靶器官进行盲检，尤其是在对照组和处理组动物的靶器官存在细微差异的情况下，盲检非常有用（Holland and Holland, 2011）。

在实验性和学术性研究中对切片进行盲检更为常用。在这些情况下，阅片者可能不是受过培训的病理学家。研究人员也可能对某一研究的结果有既定的职业性见解，而盲检有助于减少这种偏差。

2.5 历史对照数据：正反两方面

历史对照数据（historical control data, HCD）通常由某一特定机构或实验室对其大量研究中的对照组动物或野生型动物的病变发生率进行整理后形成。对于这些数据集的组成没有严格的定义，因此，理解数据的来源和用于比较的历史数据集中包括或不包括哪些内容是十分重要的。

理想情况下，所有研究都应该使用产生预期结果的同期对照，但实际情况并非总是如此。即使设置了同期对照，历史对照病理学数据也是有用的。例如，有助于理解致癌性研究中出现以下情况时的意义（Keenan et al., 2009）。

- 处理组中发现的一个罕见肿瘤。

- 对照组意外的肿瘤发生率。

- 与同期对照组相比，增生性病变的发生率或严重程度略有增加。

在上述情况下，HCD 可以增加被用来评估致癌性证据的权重。

有时，背景病变偶然发生在高剂量组，而对照组中没有类似病变。在这种情况下，HCD 可用于评估试验机构内对照组动物中病变预期的"正常"发生率。

HCD 还可以作为基准来评估一段时间内某一种群动物病变发生率的变化，或在研究和发现研究中控制实验动物的数量，或在没有合适的对照时采用 HCD 进行对比参照。

重要的是对所有可用的 HCD 进行批判性评估，并充分认识可能限制其使用的潜在因素。

- 由于病理学家的记录差异（即术语的个体差异和改变）可能导致数据的差异（如在不同研究中对相同的病变使用不同的术语）。例如，"淋巴结囊性变性"也被称为"窦扩张""淋巴管扩张""囊性扩张""淋巴窦扩张""淋巴管扩张症"和"淋巴囊肿"。

- 由于动物亚系和遗传漂变的改变

引起的差异可导致增生性病变和非增生性病变的发病率发生变化。

- 饲养、饲料或健康状况的改变可产生不同的结果（如在限制饮食的条件下，某些大鼠品系中慢性肾病的发病率降低）。
- 病理学技术操作的改变可能意味着收集的组织不同或其制备不同，这可能导致掩盖或暴露一些病变。

需要考虑的其他实际因素包括数据是否以发生率、百分比或平均值记录，以及是否有足够的信息将其转化为可以与当前研究进行比较的内容。同时，相对于纸质数据，在线数据更方便使用（耗时少）和重新进行分析。

认识这些局限性因素并使用一些预防性措施将确保 HCD 可以被合理而准确地应用，以下建议有助于提高 HCD 的价值。

- 仅使用过去 2~7 年内从动物采集的数据，以减少遗传漂变的影响。
- 从具有相似的饲养条件和病理学操作的动物中选择数据。如果没有这些信息，应谨慎使用这些数据。
- 使用经过病理学同行评议的研究数据，因为其更为一致和可靠。
- 必要时，由病理学家重新阅片（如术语发生改变或病理学家的个人观点产生差异）。

2.6 同行评议在病理学的应用

GLP 并不严格要求进行同行评议，但大多数监管机构都希望进行同行评议。经济合作与发展组织（Organisation for Economic Co-operation and Development, OECD, 2014 年）发布了关于同行评议的指导原则。组织病理学数据的报告在某种程度上取决于专题病理学家的"意见"，因此，大多数机构都会进行内部（同期）同行评议，其中一部分病理切片由另一位病理学家重新评估。这有助于确保数据的质量和可重复性，并促进使用最佳操作。同行评议还可以帮助识别和纠正某一研究因长时间阅片所产生的诊断漂移。专题病理学家仍然对病理报告负责。在这种情况下，同行评议应常态化，专题病理学家和评议病理学家可以在同行评议过程中相互学习（Mann and Hardisty, 2013a）。

当委托方委托 CRO 进行研究时，委托方可能要求进行回顾性同行评议。由于能获得更多有关化合物的 PK/PD 以及在不同机构进行研究的信息，因此，委托方的病理学家对某一化合物的预期效应有更多的了解。此外，许多 CRO 对化合物名称采取匿名措施，因此专题病理学家和研究人员对于化合物信息的了解十分有限，这可能导致专题病理学家和研究人员会忽视委托方病理学家所了解的重要因素。

无论在哪个阶段开展同行评议，尽量不要重新阅片和重新撰写研究报告。通常，除了可疑的靶器官、肿瘤和增生性病变外，还要对研究中一定比例动物的所有组织进行阅片。

病理工作组（pathology working groups, PWGs）是一种特殊形式的同行评议，当开发计划中出现争议性或关键性观察所见时可以采用（Mann and Hardisty, 2013b）。PWGs 通常由一组专家组成，要求专家评价某一特定研究中出现的非常特殊的病变或多组病变，并对病变及其相关性提供客观的评估。

（肖　洒　霍桂桃　译，

张妙红　吕建军　校）

参考文献

Bolon, B., Barale-Thomas, E., Bradley, A., Ettlin, R.A., Franchi, C.A., George, C., Giusti, A.M., Hall, R., Jacobsen, M., Konishi, Y., Ledieu, D., Morton, D., Park, J.H., Scudamore, C.L., Tsuda, H., Vijayasarathi, S.K. and Wijnands, M.V. (2010) International recommendations for training future toxicologic pathologists participating in regulatory-type, nonclinical toxicity studies. *Toxicologic Pathology*, 38, 984–92.

Cardiff, R.D., Ward, J.M. and Barthold, S.W. (2008) 'One medicine – one pathology': are veterinary and human pathology prepared? *Laboratory Investigation*, 88, 18–26.

Crissman, J.W., Goodman, D.G., Hildebrandt, P.K., Maronpot, R.R., Prater, D.A., Riley, J.H., Seaman, W.J. and Thake, D.C. (2004) Best practices guideline: toxicologic histopathology. *Toxicologic Pathology*, 32, 126–31.

Foster, J.R. (2005) Spontaneous and drug-induced hepatic pathology of the laboratory beagle dog, the cynomolgus macaque and the marmoset. *Toxicologic Pathology*, 33, 63–74.

Holland, T. and Holland, C. (2011) Analysis of unbiased histopathology data from rodent toxicity studies (or, are these groups different enough to ascribe it to treatment?). *Toxicologic Pathology*, 39, 569–75.

Keenan, C., Elmore, S., Francke-Carroll, S., Kemp, R., Kerlin, R., Peddada, S., Pletcher, J., Rinke, M., Scmidt, P.S., Taylor, I. and Wolf, D.C. (2009) Best practices for use of historical control data of proliferative rodent lesions. *Toxicologic Pathology*, 37, 679–93.

Mann, P.C., Vahle, J., Keenan, C.M., Baker, J.F., Bradley, A.E., Goodman, D.G., Harada, T., Herbert, R., Kaufmann, W., Kellner, R., Nolte, T., Rittinghausen, S. and Tanaka, T. (2013) International harmonization of toxicologic pathology nomenclature: an overview and review of basic principles. *Toxicologic Pathology*, 40(4 Suppl.): 7S–13S.

Mann, P.C. and Hardisty, J.F. (2013a) Peer review and pathology working groups. In: Haschek, W.M., Rousseaux, C.G., Wallig, M.A., Bolon, B., Ochoa, R. and Mahler, B.W. (eds). *Toxicologic Pathology*, 3rd edn, Elsevier, New York, pp. 551–64.

Mann, P.C. and Hardisty, J.F. (2013b) Pathology working groups. *Toxicologic Pathology*, 42, 283–4.

McInnes, E.F. (2012) Preface. In: McInnes, E.F. (ed.). Background Lesions in Laboratory Animals: A Colour Atlas, Saunders Elsevier, Amsterdam, p. vi.

Neef, N., Nikula, K., Francke-Carroll, S. and Boone, L. (2012) Regulatory forum opinion piece: blind reading of histopathology slides in general toxicology studies. *Toxicologic Pathology*, 40, 697–9.

OECD. (2014) OECD Series on Principles of Good Laboratory Practice and Compliance Monitoring. Number 16: Advisory Document of the Working Group on Good Laboratory Practice–Guidance on the GLP Requirements for Peer Review of Histopathology, OECD Publishing, Paris. Available from: http://www.oecd.org/officialdocuments/publicdisplay documentpdf/?cote=env/jm/mono(2014)30&doclanguage=en (last accessed July 29, 2016).

Peto, R., Pike, M.C., Day, N.E., Gray, R.G., Lee, P.N., Parish, S., Peto, J., Richards, S. and Wahrendorf, J. (1980) Guidelines for simple, sensitive significance tests for carcinogenic effects in long-term animal experiments. *IARC Monographs on Evaluation of the Carcinogenic Risk of Chemicals to Humans. Supplement*, (2 Suppl.), 311–426.

Schofield, P.N., Sundberg, J.P., Sundberg, B., McKerlie, C. and Gkoutos, G.V. (2013) The mouse pathology ontology, MPATH; structure and applications. *Journal of Biomedical Semantics*, 4, 18.

Scudamore, C.L. (2014) Practical approaches to reviewing and recording pathology data. In: A Practical Guide to Histology of the Mouse, John Wiley & Sons, Chichester.

Shackleford, C., Long, G., Wolf, J., Okerberg, C. and Herbert, R. (2002) Qualitative and quantitative analysis of nonneoplastic lesions in toxicology studies. *Toxicologic Pathology*, 30, 93–6.

van Tongeren, S., Fagerland, J.A., Conner, M.W., Diegel, K., Donnelly, K., Grubor, B., Lopez-Martinez, A., Bolliger, A.P., Sharma, A., Tannehill-Gregg, S., Turner, P.V. and Wancket, L.M. (2011) The role of the toxicologic pathologist in the biopharmaceutical industry. *International Journal of Toxicology*, 30, 568–82.

Von Bartheld, C.S. (2002) Counting particles in tissue sections: choices of methods and importance of calibration to minimise biases. *Histology and Histopathology*, 17, 639–48.

第3章　普通病理学和基础病理学术语

Elizabeth McInnes

Cerberus Sciences, Thebarton, SA, Australia

学习目的

- 了解常见的病理学改变和术语（如坏死、炎症、循环改变、肿瘤形成、修复等）。
- 了解病变的长期性（急性／慢性炎症）。
- 学习如何区分相关的病理学改变（如增生、肥大、肿瘤形成）。
- 了解免疫反应。

病理学分为普通病理学（即对疾病的实际过程进行研究）和系统病理学（即对某一特定组织如肝的疾病或病变进行研究）。毒理病理学是一门研究预期用于人类治疗的新型化合物用在实验动物上所产生的病变的学科。

研究人员可能发现病理学家使用的语言复杂难懂。尽管非病理学家很难理解，但病理学家用复杂的病理学术语能精确地描述观察到的结果。通常，"坏死""变性"和"空泡化"等病理学术语会加一个后缀"- 病"（指某一特定器官的病理性坏死或变性状态的一个通用术语）。前面加上组织或器官名称（通常是希腊语），表示受累的组织或器官。例如"肾病"，这表明肾（"nephros"）有坏死或变性。分布、持续时间、严重程度和涉及的细胞类型等修饰语被用于生成一个诊断，例如，"多灶性慢性重度肾病"。

3.1　细胞对刺激的反应

病理学包括不同类型的细胞损伤。严重的细胞损伤不难识别（图 3.1），且细胞损伤在一定程度上是可逆的（Kumar et al., 2010a）。如果损害持续存在，细胞则会发生不可逆损伤和细胞死亡（坏死）。引起细胞损害和损伤的原因包括供氧量减少、氧自由基的释放、物理因素、化学制剂、毒素、传染性病原体（如细菌和病毒）、超敏反应和免疫反应等。

可逆性细胞损伤（变性）在剖检时可能比坏死更难识别。可逆性损伤的显著特征是细胞肿胀和脂肪变，两者在图 3.2 所示脂肪肝中均有表现。可逆性细胞损伤的电镜照片可以观察到内质网与线粒体肿胀以及髓鞘样结构（螺旋状团块）和膜泡

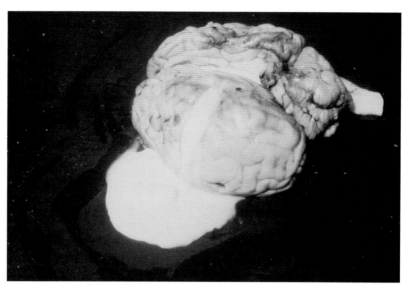

图 3.1　严重的细胞损伤不难识别。从这种反刍动物大脑中渗出的脓液清楚地表明该组织不正常。这种病变被称为"化脓性脑膜炎"

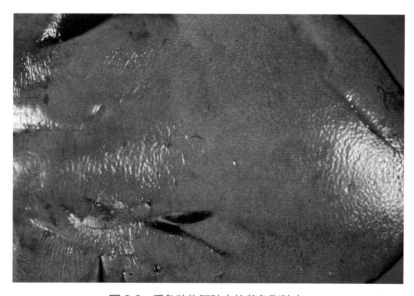

图 3.2　反刍动物肝肿大的黄色脂肪变

（Kumar et al., 2010a）。可逆性细胞损伤通常涉及细胞胞质内物质的蓄积，其特征是细胞内能量减少和细胞肿胀。蓄积的物质是机体产生，包括液体（被称为"水变性"）、脂肪（被称为"脂质""脂质沉积"或"脂肪变"，图 3.2）及细胞分解时产生的色素（"衰竭色素"），如含铁血黄素（红细胞分解时产生的金黄色产物）、胆汁（黄绿色产物）和脂褐素（棕黄色色素）。脂褐素见于肝细胞、心肌细胞、肾上腺皮质、睾丸、卵巢及脑神经元。胆色素（胆红素）、含铁血黄素（棕色）和黑色素（黑色）是可在细胞中蓄积的内源性色素。糖原存在于肝细胞中，并可能在糖尿病患者肾和肝中蓄积。胆固醇可能在肺的泡沫样巨噬细胞中蓄积。区分不同种色素的技术包括使用特殊染色，如检测脂肪用苏丹黑 B 法，检测脂褐素用施莫耳染色法和 Long Ziehl-Neelsen 技术，检测糖原时用淀粉酶 PAS 法，检测含铁血黄素用普鲁士蓝染色，检测黑色素时用 Masson Fontana 染色法（表 1.1）。

坏死在剖检时很容易辨认，一般表现为组织的黄色至白色变色，质地常发软或干燥。坏死是指动物仍然活着，但细胞和组织已经死亡，光镜下可观察到细胞核碎裂、质膜破裂、细胞内容物渗出（Golstein and Kroemer, 2007）。坏死最显著和最常见的原因之一是缺血性损伤，其发生在器官或部分器官的血供减少或阻塞。缺血是指阻止基质和氧气输送到组织的情况。局部缺血区域称为"梗死"（图 3.3），通常在正常组织和坏死组织之间有明显的界限。肾梗死常呈楔形，这与阻塞的单个小动脉的供血区域相一致。

坏死可以有许多不同的类型。凝固性坏死（图 3.4）发生在肝和肾等实质器官，呈灰白色，并且坏死组织和正常含血管的组织之间具有明显的界限。液化性坏死是由酶引起死亡组织的分解形成黏性液体，常发生在脑中，称为"软化"（图 3.5）。干酪样坏死常发生于结核性病变中，并且包括干酪样坏死物质（图 3.6）。脂肪坏死是由于脂肪酶的释放（常由于胰腺炎）消化脂肪导致脂肪组织变硬并且经常矿化（钙在组织内累积），脂肪坏死常见于肠系膜的脂肪组织（图 3.7）。坏疽是另一种形式的凝固性坏死，它常常发生于肢体

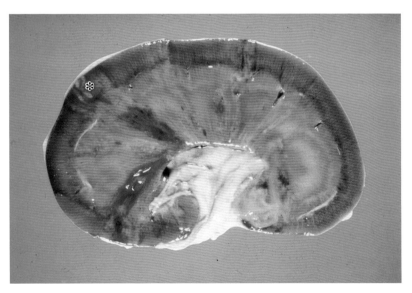

图 3.3　犬的肾梗死 *，可见正常组织（红棕色）和坏死组织（黄色）之间有明显的界限

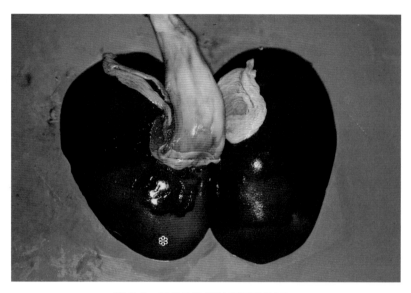

图 3.4　反刍动物肾的凝固性坏死 *

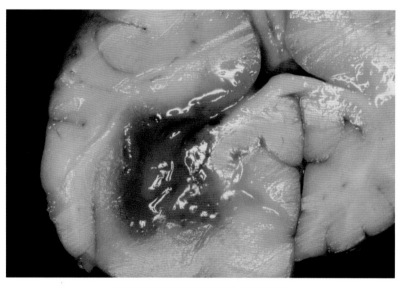

图 3.5　反刍动物脑的液化性坏死

末端，如尾或足，可以表现为湿性坏疽或干性坏疽。湿性坏疽有恶臭，外观柔软呈红色，而干性坏疽往往呈黑色（图 3.8）。最后，纤维素样坏死是平滑肌坏死的一种形式，多可见于血管炎，尤其是比格犬疼痛综合征（图 3.9）。

细胞坏死的特征有核碎裂（即细胞核碎裂）、核溶解（即细胞核溶解）及核固缩（即细胞核皱缩）。坏死包括细胞死亡，因此，在光学显微镜下仅见细胞的外形轮廓。机体发生坏死时的反应包括产生瘢痕、糜烂和溃疡，有时可形成脓肿。

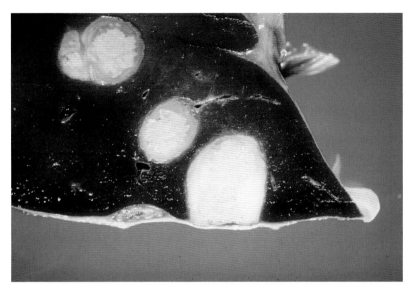

图 3.6　反刍动物肝脓肿中心的干酪样坏死

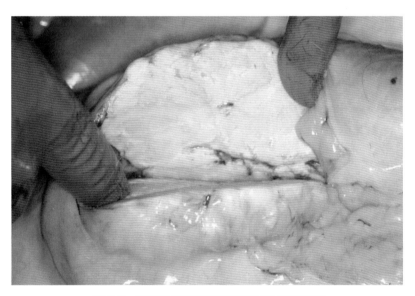

图 3.7　反刍动物肠系膜脂肪组织的脂肪坏死

矿化或钙化是钙盐在正常或坏死组织中的沉积。在尸检中可以观察到组织质地坚硬呈沙砾样，通常为白色沉积物。有两种类型的钙化：一种是营养不良性钙化，呈局灶性，常发生在死亡和濒死组织中（血清钙水平正常）；另一种是转移性钙化，是正常组织中钙的沉积，通常反映钙代谢紊乱或高钙血症（即血清钙水平升高）。引起高钙血症的原因包括维生素 D 毒性、甲状旁腺激素过高和肾衰竭。冯科萨（Von Kossa 法）和茜素红 S 特殊染色可以用来检测组织中的矿化。

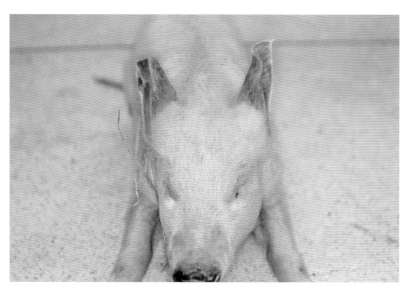

图 3.8 猪黑色耳尖的干性坏疽

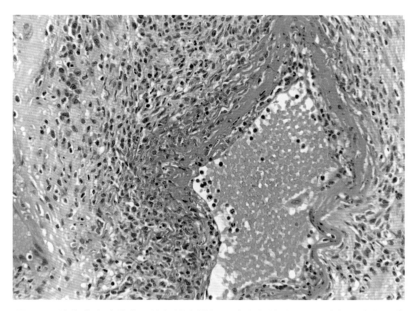

图 3.9 比格犬疼痛综合征的纤维素样坏死（在血管壁上可见亮粉红色物质）

细胞凋亡或程序性细胞死亡（图 3.10）是一种受调控的细胞自杀程序（Wyllie, 1997）。它是器官发育的一个重要过程，为有丝分裂提供生理平衡。细胞凋亡只能在光镜下观察。常发生在正常组织更新（肝、胰腺）、胚胎发生（人类胎儿足趾间网的破坏）和内分泌依赖性组织萎缩（如去势后的前列腺萎缩）。细胞凋亡的特征包括细胞固缩、染色质凝聚、胞质发泡，最后由相邻的巨噬细胞吞噬凋亡小体。末端脱氧核苷酸转移酶 dUTP 缺口末端标记（TUNEL 法）证明细胞凋亡过

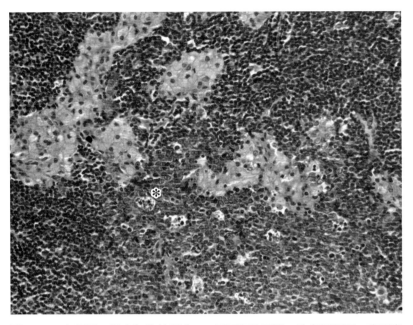

图 3.10　小鼠淋巴结内细胞的凋亡 *，显示细胞固缩、染色质凝聚、胞质发泡和相邻的巨噬细胞吞噬凋亡小体

程中发生 DNA 断裂。然而，这些断裂也可能发生在坏死过程中，因此，TUNEL 技术不能区分这两个过程，目前认为比 TUNEL 法更准确地识别凋亡细胞的方法是半胱天冬酶 IHC。

3.2　炎症

　　研究人员应该对炎症十分熟悉，其范围可以从比格犬吸入研究中观察到的轻度浆液性鼻腔分泌物到用抗癌药物处理的大鼠中观察到的重度肺炎和肺脓肿。炎症是动物试图去除损伤因子并修复损伤组织的过程。病理学家通过在器官的希腊语后加上后缀 "- itis" 来表明各种组织或器官的炎症。因此，皮肤炎症称为"皮炎"，肾的炎症称为"肾炎"。根据时间范围不同，炎症分为急性炎症和慢性炎症。急性炎症是对损伤因子的即时和早期反应。急性炎症的特征是血管通透性增加和血管中液体的渗出，其致病原因包括细菌、真菌、病毒、寄生虫、免疫反应、创伤、高温与低温、辐射、氧自由基、毒素、酶和化学物质等（Brooks, 2010b）。

　　炎症的临床症状包括红、肿、热、痛和器官功能障碍（图 3.11）。急性炎症的渗出期三大反应，分别是血流量的增加、微血管结构的改变（使血浆蛋白和白细胞离开血液循环），以及白细胞（如中性粒细胞）从微循环迁移到损伤区域（图 3.12）。炎性渗出物的主要成分包括纤维蛋白（富含蛋白质的分泌物）、血清和炎症细胞（特别是中性粒细胞）。

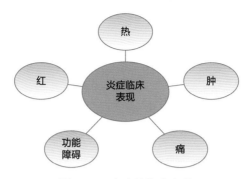

图 3.11　炎症的临床表现

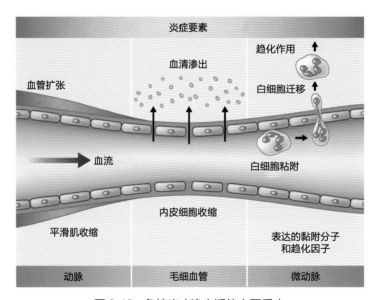

图 3.12　急性炎症渗出期的主要反应

参与炎症的细胞如图 3.13 所示。急性炎症最重要的细胞是多形核白细胞或中性粒细胞和巨噬细胞（Kumar et al., 2010a）。中性粒细胞是有粒白细胞，细胞核呈分叶状（通常呈马蹄铁形）。这些细胞通过血管内皮迁移到炎症区域，从而摄取（吞噬作用）并杀死微生物，释放炎症介质。趋化作用是炎症细胞进入炎症区域的过程。外源性趋化刺激包括细菌产物，而内源性刺激包括补体。补体是一个

由 20 多种蛋白质组成的级联系统，每种蛋白质都被激活（通常当抗体与抗原结合时）并作用于下一个非活性蛋白质，以使其转化为活性形式。最终，补体可确保微生物转化为能使巨噬细胞更容易地发挥吞噬作用的状态（图 3.14）。

白细胞黏附分子，如选择素（selectins）允许中性粒细胞离开血管，它们是控制有害炎症的重要药物靶点（Luster et al., 2005）。中性粒细胞黏附和

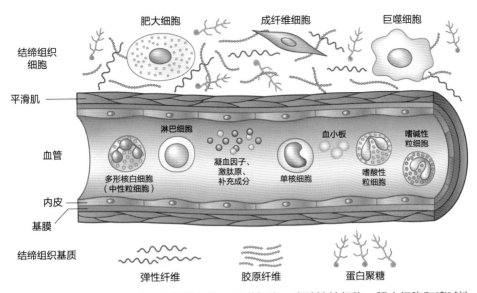

图 3.13　参与炎症的细胞：中性粒细胞、巨噬细胞、嗜酸性粒细胞、肥大细胞和嗜碱性粒细胞

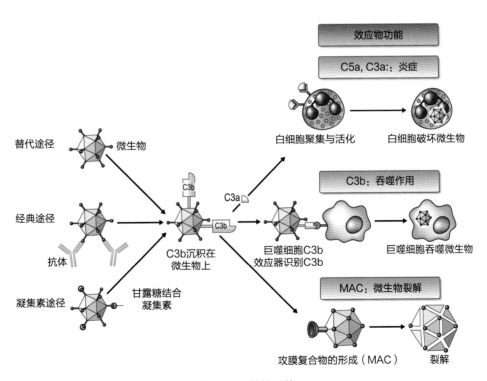

图 3.14　补体系统

功能的遗传缺陷导致细菌感染容易复发，因此，中性粒细胞在炎症清除中发挥重要作用（Ward et al., 2002）。炎症化学介质包括肥大细胞释放的组胺（可引起血管通透性增加）、5-羟色胺、花生四烯酸代谢产物、血小板激活因子、激肽系统和纤溶系统。通常，炎症的化学介质源自血浆或细胞，并通过与特定的细胞表面受体结合而发挥作用。

炎症有不同类型：浆液性（如水疱内的液体）、纤维素性（MSB 特殊染色用于确认纤维蛋白的存在，图 3.15）、化脓性（图 3.1）和出血性。纤维素性炎症含有大量的纤维蛋白，常见于浆膜，如心包膜（图 3.16）、胸膜和腹膜。化脓性炎症与脓液（即坏死的细胞、水肿液和中性粒细胞，使得脓液呈绿色）有关。出血性炎症含有大量红细胞。

慢性炎症是持续时间较长的炎症，可达数周或数月（Kumar et al., 2010a）。它不产生渗出物，并且通常涉及纤维组织（瘢痕组织）的形成（图 3.17）。在慢性和急性炎症（伴单核细胞浸润），组织破坏和修复可同时发生（图 3.18）。例如，

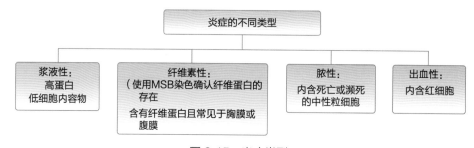

图 3.15　炎症类型

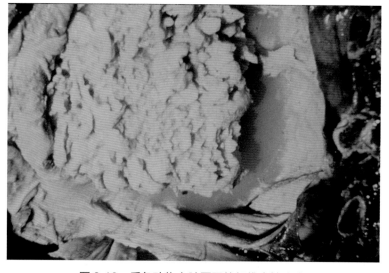

图 3.16　反刍动物心脏周围的纤维素性炎症

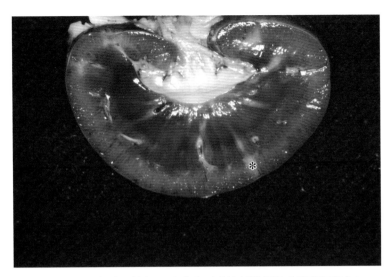

图 3.17　犬肾陈旧性梗死瘢痕中形成的纤维组织（瘢痕组织）*

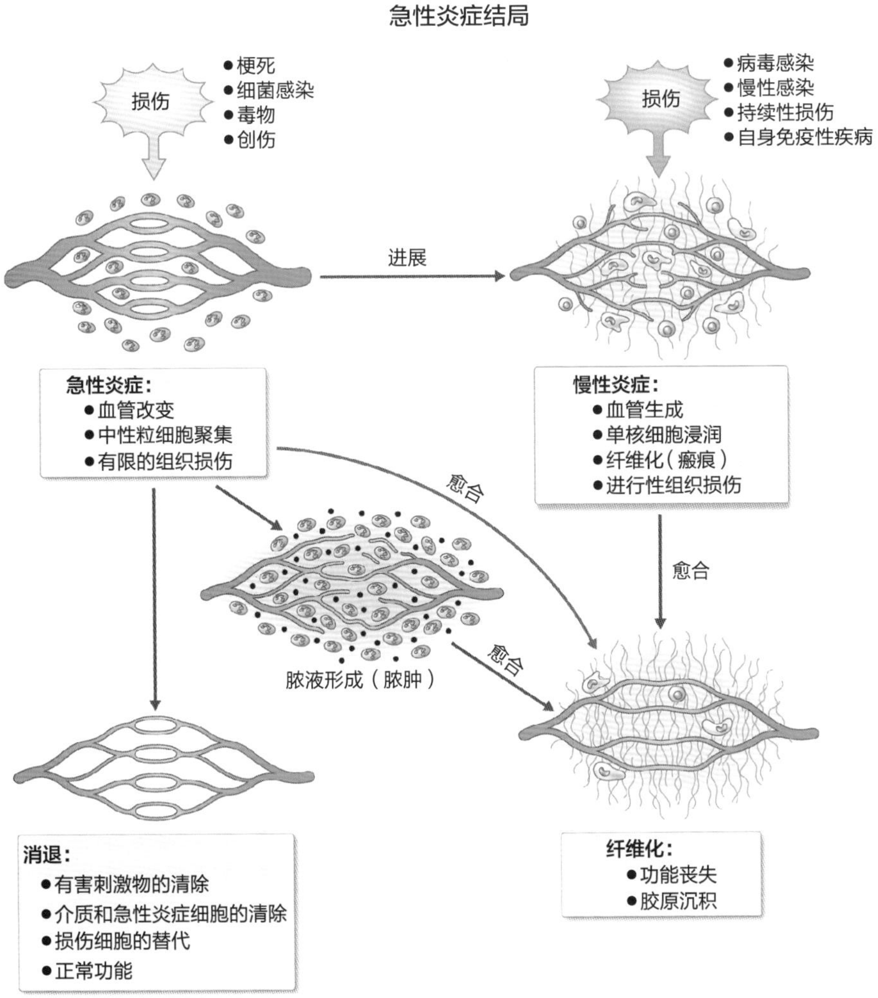

急性炎症结局

损伤
- 梗死
- 细菌感染
- 毒物
- 创伤

损伤
- 病毒感染
- 慢性感染
- 持续性损伤
- 自身免疫性疾病

进展

急性炎症：
- 血管改变
- 中性粒细胞聚集
- 有限的组织损伤

慢性炎症：
- 血管生成
- 单核细胞浸润
- 纤维化（瘢痕）
- 进行性组织损伤

愈合

愈合

脓液形成（脓肿）

愈合

消退：
- 有害刺激物的清除
- 介质和急性炎症细胞的清除
- 损伤细胞的替代
- 正常功能

纤维化：
- 功能丧失
- 胶原沉积

图 3.18　炎症同时伴有组织破坏与修复

二氧化硅毒性、炎性肠病、慢性肾衰竭和结核病。慢性炎症的特征是巨噬细胞、淋巴细胞和浆细胞（产生抗体的淋巴细胞）持续存在。嗜酸性粒细胞是活动性的白细胞，具有分叶核和嗜酸性颗粒，与寄生虫感染和过敏反应相关。巨噬细胞是胞质出现空泡化的大细胞，可以吞噬和消化微生物，并且引起持续的组织破坏（Gordon and Taylor, 2005）。巨噬细胞可结合在一起形成多核细胞（图 3.19），异物反应和结核感染时可观察到这种细胞。

肉芽肿性炎症中常可发生肉芽肿和化脓性肉芽肿。这种情况是由于机体试图将难以清除的有害物质隔离并包裹起来造成的。肉芽肿的特征是中心为坏死组织或异物，外周是一层由淋巴细胞及纤维结缔组织包围的中性粒细胞和巨噬细胞。肉芽肿性炎症最常见的例子是人类和动物结核病中观察到的结核结节。慢性炎症的消退包括纤维蛋白的机化、新生毛细血管的生长、巨噬细胞的聚集和成纤维细胞增殖引起的纤维化，有时伴随胶原蛋白和瘢痕组织的黏附。最终，炎症功能减弱、局限化，破坏或去除有害因子，并诱导纤维组织替代坏死组织（图 3.20）。

淀粉样变性是指一种致密的粉红色蛋

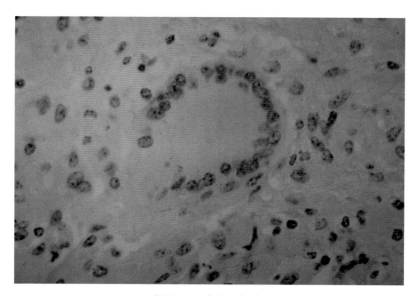

图 3.19　多核巨细胞

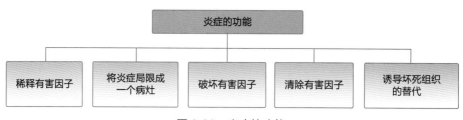

图 3.20　炎症的功能

白物质沉积在各种组织中，刚果红特殊染色呈粉红色。淀粉样变性的原因有很多，包括浆细胞肿瘤（多发性骨髓瘤）、慢性炎症和阿尔茨海默病。

3.3　循环障碍

循环障碍包括血液循环障碍。血液循环障碍的特征是充血（某一器官输入血量较正常情况增多的一种主动过程）和淤血（某一器官流出血量较正常减少的一种被动过程）（图 3.21）。出血是由于血管破裂导致血细胞从血管中流出，如果出血发生在周围组织就会引起血肿，如果是鼻出血就会引起鼻衄。瘀点是指针尖大小出血（图 3.22），而瘀斑则是组织出现大面积瘀伤。

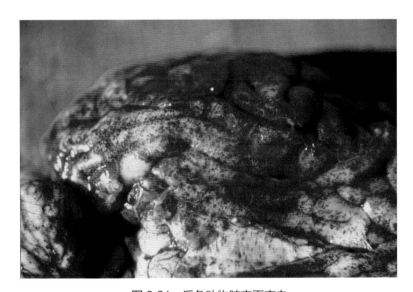

图 3.21　反刍动物脑表面充血

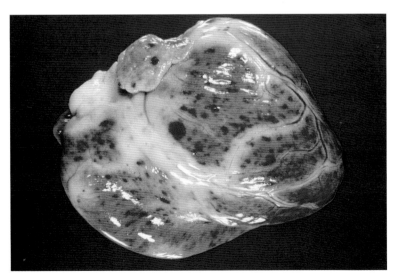

图 3.22　犬心脏表面瘀点

水肿的特征是组织间隙的液体增多。水肿组织软、肿胀，按压有凹陷，常见于动物的四肢。当器官或组织处于急性炎症期时，发生炎性水肿，导致液体中含有大量的蛋白质。非炎性水肿可能由血压升高、血液中蛋白质减少（营养不良或肾衰竭）或淋巴管阻塞（由于存在肿瘤和淋巴管内瘢痕组织）等引起。水肿液也可以蓄积在体腔内：胸腔积液是胸腔内水肿液的蓄积（图 3.23）；腹水是腹腔内水肿液的蓄积；全身性水肿是皮下广泛的水肿液蓄积；心包积液是心包内水肿液的蓄积。

研究人员可以看到缺血的情况，如干性坏疽导致年轻小鼠尾巴呈环状束紧，呈黑色。缺血是由于含氧血供应减少导致的组织缺氧，而梗死是缺血导致的局部组织坏死。缺血是可逆的，这取决于它的持续时间和组织的氧需求。缺血的原因包括血栓形成、栓塞、血管收缩、压迫、血管炎和血管损伤。末端血液供应的器官（即没有侧支供血的器官，如脑、脾、肾和心脏）最容易发生梗死，而那些有侧支供血的器官（如肺、肌肉）则不易发生梗死（Brooks, 2010a）。缺血可能是局灶性（如由一个微动脉供血的肾小楔形区域缺血），也可能是弥漫性（如由胃扭转导致的整个动脉血流供应区缺血）。

剖检中可见大的血凝块，可能是病理性的（黏附于血管表面）或死后改变（没有黏附在血管表面）。凝血功能使血液在正常血管中维持液态，并在血管损伤部位迅速产生局部栓子。凝血（止血）是通过内源性（产生组织因子）和外源性（产生凝血酶）途径将纤维蛋白原转化为纤维蛋白（图 3.24）。纤维蛋白与血小板一起形成血凝块（Mackman, 2005）。血管最初

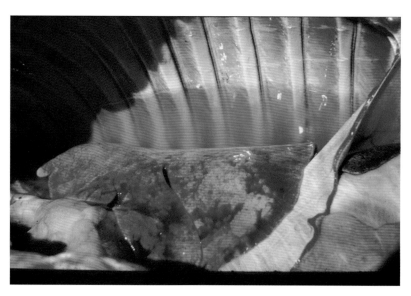

图 3.23　胸腔积液是胸腔内液体的蓄积

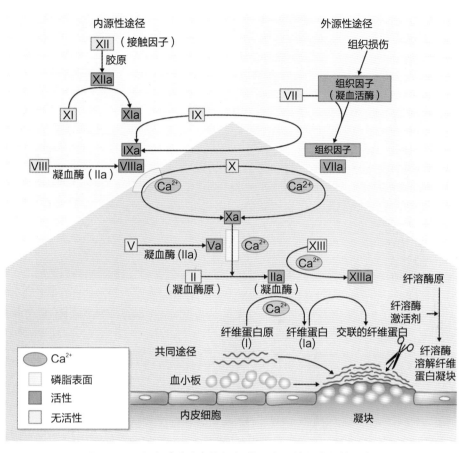

图 3.24　凝血（止血）期间纤维蛋白原转化为纤维蛋白

损伤后，微动脉血管收缩，血管内皮损伤导致内皮下基质暴露，引起血小板黏附在血管表面，组织因子激活凝血级联反应。血小板在凝血过程中活化并收缩。凝血级联反应中的各个步骤都需要钙和维生素 K（来自肝）。血小板（见第 6 章）是血液中小的没有细胞核的小细胞质结构，由骨髓中巨核细胞形成。毒素、严重烧伤、肿瘤和蛇毒等导致动物广泛的血管内皮损伤时，可能发生弥散性血管内凝血（disseminated intravascular coagulation, DIC），致使全身多发性小血栓形成，还

可导致凝血因子消耗及出血倾向，可发生全身多处出血。

血栓形成是指血液中血小板形成纤维蛋白固体团块，是一种病理性凝血反应（图 3.25）。研究人员可在连续滴注研究中使用的留置导管中发现此现象。当 Virchow 三要素（Virchow's triad）的 3 个组分（血管壁、血流和血液成分）发生变化时，可能会形成血栓，血液变得黏稠（如雌激素增加）。

栓子是由血管内脱落下来的固体、液体或气体团块被血流从原来位置运至远处

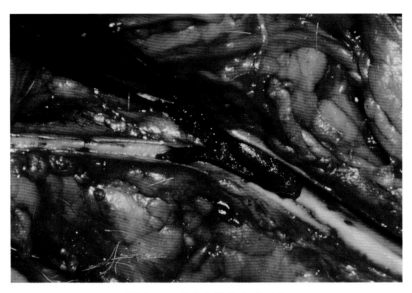

图 3.25　犬大血管内血栓形成

的现象。栓子可能由一块血栓、一小灶肿瘤细胞、寄生虫、脂肪、空气、骨髓、被炎症细胞和纤维蛋白包裹的细菌菌落、异物或角蛋白（常由静脉注射引起）组成。血栓可能会经历增大（血凝块变大）、栓塞（血凝块崩解成小块并进入血流）、分解/溶解（血凝块溶解）、机化（血凝块纤维化）或再通（血凝块内形成小的血管，允许部分血液流动）。

血液从循环系统流失时发生出血。这在实验动物中很容易识别。引起出血的原因包括创伤、慢性溃疡、肿瘤或器官的破裂（如肝、脾）和凝血病（Brooks, 2010a）。凝血病是先天性或获得性凝血异常疾病，原因包括维生素 K 缺乏、肝疾病（凝血因子生成减少）、应用华法林、DIC 以及先天性疾病如 A 型血友病（凝血因子Ⅷ的缺乏）。剖检时肉眼可观察到不同类型的出血，包括针尖状出血（瘀点）、局限性大面积出血（血肿）、鼻出血（鼻衄，图 3.26）、胸腔出血（血胸）和腹腔出血（腹腔积血）。肠内可见黑便，这是出血导致的血液产物在肠道至直肠中被消化，形成黑色焦油状粪便。

休克时呈血压降低的状态，有不同的表现方式。休克的动物可能表现为黏膜苍白、呼吸浅和衰弱。原因包括血液或体液流失（低血容量性休克）、血管扩张（血管扩张性休克）、毒素引起的 DIC 或血管舒张（感染性休克）。

3.4　组织生长异常

剖检时研究人员会发现肝大，通常由过氧化物酶体增殖物激活受体（peroxisome proliferator-activated receptors, PPAR）等化合物引起，这些化合物引起

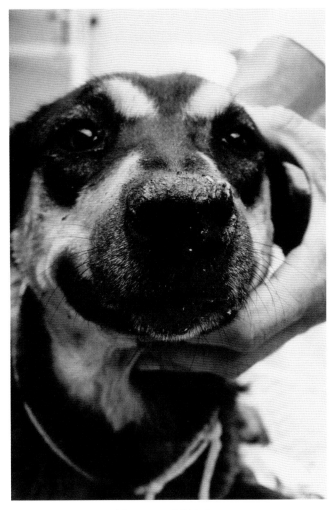

图 3.26　犬鼻出血

肝大、切面凸起。组织和细胞的生长反应包括增生、肥大和萎缩（图 3.27）。这些所见是对过度的生理性应激或病理性刺激的反应，或是为了保持生存能力、调节功能和逃避损伤而出现的细胞适应。

组织增大（如泌乳期乳腺）的原因是普遍增生（即细胞的数量增加），如雄激素诱导的良性前列腺增生（Kumar et al., 2010b）。增生可以是生理性或病理性的，

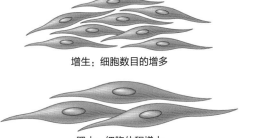

增生：细胞数目的增多

肥大：细胞体积增大

萎缩：细胞体积缩小、功能下降

图 3.27　细胞生长反应

可能导致器官体积增大。增生只发生于可以有丝分裂（即可分裂的）的细胞中，因此在不分裂的/永久性细胞（包括大多数神经元、心肌和骨骼肌细胞）中见不到。

肥大是指细胞或器官体积增大。肥大可分为非病理性的（如妊娠期子宫、运动员心脏体积增大）或病理性的（如由 PPAR 激动剂等化合物诱导的肝大；Lindblom et al., 2012）。在肝大时，病理学家在显微镜下能看到大的肝细胞排列在门管区周围，细胞核大，有丰富的粉红色胞质。

萎缩是指器官体积缩小和功能下降。细胞体积缩小是由细胞内物质丧失引起的，可分为生理性的（如分娩后子宫体积缩小）或病理性的（如骨折的肢体用石膏固定时肌肉萎缩）。失去神经支配（去神经性萎缩）和压迫性萎缩（如肿瘤压迫）也是萎缩的常见情况。由于缺乏神经传导或对肢体采取固定措施导致该组织的失用可引起肌肉组织逐渐萎缩。化生是一种组织类型转变为另一种组织类型，例如，呼吸道发生的呼吸道上皮化生为鳞状上皮，是对有害刺激（如吸烟）的反应。这些都被认为是可逆的生长改变。病理学家必须在光学显微镜下检查组织，以确定该增大的器官内的细胞数目增加（增生）与否、细胞体积增大（肥大）与否，以及上皮细胞类型是否已变为一种较原始的形式（化生）。

3.5 组织修复与愈合

愈合很容易识别，大多数研究人员对动物皮肤溃疡病变边缘形成的厚的白色瘢痕很熟悉（尤其是小鼠被咬伤的伤口处；图 3.28）。组织损伤引起的愈合过程分为再生和修复两种（Kumar et al., 2010b）。再生是完全恢复原来丧失或损伤的组织，涉及细胞的增殖，如小肠发生糜烂后的再生。皮肤和胃肠道系统等组织不断地在愈合，这个过程主要依靠有可利用的干细胞存在（Mimeault et al., 2007），且细胞基质没有受损（Kumar et al., 2010b）。生长因子、血管生成素和细胞因子均参与组织再生。最重要的血管生成生长因子是血管内皮生长因子（vascular endothelial growth factor, VEGF；Adams and Alitalo, 2007）。某些组织（如淋巴组织、肾）损伤再生和增殖能力较低。这些组织的再生细胞在显微镜下观察时通常呈嗜碱性（蓝色），也提示细胞中有许多 RNA，因此生长迅速。

如果组织损伤严重并导致细胞间和细胞外连接受损，将无法进行再生愈合。不能再生的细胞无法分裂，这些细胞被称为"终末分化细胞"，包括脑中大多数神经元和心肌细胞。心脏愈合主要通过瘢痕形成或纤维化（胶原和细胞外基质成分在坏死区域广泛沉积），之后瘢痕增殖（成纤维细胞和毛细血管）和成熟。营养不良、糖尿病、血液供应不足、活动和皮质类固

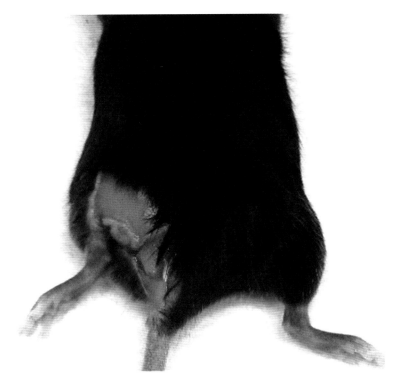

图 3.28 溃疡病变边缘增厚的白色瘢痕

醇会对愈合产生不利影响。通常认为涉及纤维化和瘢痕组织的大多数病变是慢性的，而涉及血管淤血和液体渗出的病变可能是急性的。

3.6 肿瘤形成

从事致癌性研究的人员非常熟悉不同体积大小及发生在不同位置的肿瘤。可在约 1 年龄后的大鼠和小鼠身上观察到肿瘤，包括发生于大鼠的大纤维腺瘤（良性乳腺肿瘤，通常可以生长到很大体积）。肿瘤形成是异常细胞的增殖或新生形成癌症或肿瘤。肿瘤细胞不受控制地生长和分裂。肿瘤可以分为良性或恶性（表 3.1）：良性肿瘤一般不扩散、有包膜，可以通过

手术切除，而恶性肿瘤破坏其原发部位周围组织（浸润性），可以扩散到机体的其他器官（转移），其细胞体积不一（多形性），核形态异常。

肿瘤是根据其发生的组织命名的。良性肿瘤通过在组织名称后使用后缀"瘤"进一步修饰，而恶性肿瘤通过后缀"癌"或"肉瘤"修饰："癌"表示上皮细胞的恶性肿瘤，而"肉瘤"表示间充质细胞的恶性肿瘤。加上前缀"腺"表示肿瘤来自腺体组织；良性上皮性肿瘤称为"腺瘤"，而恶性腺体肿瘤称为"腺癌"。但有的命名不完全相符，如淋巴瘤、黑色素瘤、间皮瘤和精原细胞瘤不是良性肿瘤，实际上是恶性肿瘤！由间充质和上皮成分

表 3.1　良性与恶性肿瘤的区别

	良性	恶性
行为	膨胀性生长 仅局部生长	膨胀性和浸润性生长 可转移
组织学	类似起源细胞（分化良好） 核分裂象少 核质比正常或轻微增加 整个肿瘤的细胞均匀一致	可能显示细胞分化缺失（间变） 核分裂象多，出现异常和奇异核分裂象 核质比较高 细胞形状和体积各异（细胞多形性）或细胞核和体积各异（核多形性）

混合组成的肿瘤通常称为"混合瘤"或"复合腺瘤"。

细胞通过有丝分裂过程和细胞周期来维持正常分裂，细胞周期由生长因子和生长抑制剂控制。通常良性肿瘤的有丝分裂指数较低，而恶性肿瘤的有丝分裂指数较高。恶性肿瘤（可通过血液、淋巴和浆膜表面）发生局部或远处转移。恶性肿瘤常转移至局部引流淋巴结。因为腔静脉和门静脉将血液分别运送到肺和肝，通过血液转移的肿瘤往往会转移至肺和肝。人们认为癌症是由癌症干细胞维持，因为癌症干细胞的分裂率很低，因此对化疗和放疗有抵抗力（Jordan et al., 2006）。

在肿瘤中突变的基因包括促进生长、抑制生长、控制凋亡和 DNA 修复的基因。肿瘤细胞失去生长抑制基因或经生长因子的激活，导致生长不受控。此外，肿瘤能够逃避细胞凋亡，可以无限复制，具有极强的血管生成特性并且具有 DNA 修复缺陷。许多化学物质具有致癌性，包括烟尘、环磷酰胺（但同时也是一种抗癌药物）、联苯胺和黄曲霉毒素 B_1，其他的致癌因素包括辐射与紫外线（阳光被认为可诱导生活在赤道附近的浅肤色欧洲人出现黑色素瘤、鳞状细胞癌和基底细胞癌）、酒精、高脂饮食、石棉、烟草、病毒、高龄、慢性炎症、免疫抑制和遗传易感性。乳头状瘤病毒和幽门螺杆菌引起人类肿瘤，而马立克病病毒可引起鸡的淋巴瘤。

血管生成因子可以促进血管的生长，从而为肿瘤提供营养，因此，血管生成抑制剂可以通过限制血液供应来抑制肿瘤的生长。小的肿块能够侵入细胞外基质，进入血流，黏附在血管的基膜上，穿过血管，在远处组织发展成新的肿瘤病灶并有其血液供应。最近，人们对 miRNA 研究较多，miRNA 是一类小的长度约为 22 个核苷酸的非编码单链 RNA，能参与形成 RNA 诱导沉默复合体（Stricker and Kumar, 2010）。能够抑制或增强 miRNAs 功能的药物可以作为有效的化疗药物，制药公司目前正在进行这方面的研究。

恶性肿瘤的形成需要许多基因的突变缺失（不只是一个），包括那些调控细胞凋亡的基因（Chichowski and Hahn,

2008）。肿瘤可通过丢失或降低主要组织相容性复合体（major histocompatibility complex, MHC）分子（细胞表面的 MHC 1 类蛋白）、缺乏肿瘤抗原的共刺激和遮蔽（Stricker and Kumar, 2010）等方式来逃避体内免疫监视。病理学家必须在光镜下检查肿瘤，以确定其是良性肿瘤还是恶性肿瘤。

3.7　免疫系统

机体具有复杂的防御机制（通常是免疫反应），可抵御许多损伤因子，包括细菌、病毒、真菌孢子和异物（通过口腔、肺、泌尿生殖道或皮肤伤口进入机体）。

研究人员应熟悉血液中淋巴细胞的计数和淋巴器官体积的缩小，如脾和胸腺缩小时提示治疗引起的免疫缺陷。先天免疫系统由炎症介质、血浆蛋白、吞噬性炎症细胞和自然杀伤细胞（大颗粒淋巴细胞）组成。先天免疫系统不识别特定的细菌或病毒，但一般能对传染性病原体做出反应。而适应性免疫应答（获得性免疫）可以对特定的传染性病原体做出反应，并可能对特定病原体生成记忆细胞。

适应性免疫系统由体液免疫和细胞免疫组成，体液免疫中细胞（淋巴细胞）产生抗体。淋巴细胞与机体的淋巴器官有关，分为 B 细胞（来源于骨髓）和 T 细胞（来源于胸腺），T 细胞又分为 CD4$^+$（辅助性细胞）和 CD8$^+$（细胞毒性细胞）T 细胞。MHC Ⅰ 类和 MHC Ⅱ 类的限制性确保了 T 细胞只能识别附着抗原的其他细胞（Klein and Sato, 2000a, 2000b）。树突状细胞（CD1$^+$）参与抗原呈递，具有纤细的胞质突起。浆细胞是由抗原刺激 B 细胞产生的，可产生抗体，依据抗体的重链特性，抗体分类为同种型。

抗原抗体结合会激活补体级联反应。补体是一个具有联级反应的蛋白质系统，通常在抗原与抗体结合后，一个蛋白质将被激活（图 3.14），然后作用于下一个非活性蛋白质，以使其转化为活性形式。最终，补体确保微生物转化为巨噬细胞更容易吞噬的状态。T 细胞表面有特异性抗原受体，参与免疫记忆，将抗原呈递给抗原呈递细胞，参与细胞毒性细胞反应（破坏被感染的细胞）。细胞因子是免疫系统的信使，可诱导和调节免疫反应。CD4 辅助性细胞产生淋巴细胞的 Th1、Th2 和 Th17 亚群，它们产生的细胞因子不同（Th1 细胞产生 γ 干扰素，Th2 细胞产生白细胞介素 4，Th17 产生白细胞介素 17；Reiner, 2007）。

免疫系统异常有原发性免疫缺陷（先天性的），包括异常的免疫球蛋白、免疫细胞和补体。严重联合免疫缺陷（severe combined immunodeficiency, SCID）小鼠由于不具备 T 淋巴细胞或 B 淋巴细胞，易发生感染。继发性免疫缺陷是由生理状态（如应激、妊娠）、慢性疾病、病毒（如猴免疫缺陷病毒）、肿瘤和药物（如皮质类固醇）引起的。免疫缺陷或免疫抑制可导致动物对通常可以抵抗的传染性病原体更易感。免疫缺陷动物对由肺囊虫和巨细胞病毒引起的肺炎特别易感。

超敏反应是对刺激的过度免疫反应，这种刺激通常不会对机体产生不利影响，包括对昆虫叮咬的反应。超敏反应有不同类型。

- Ⅰ型超敏反应。涉及免疫球蛋白激活的肥大细胞脱颗粒（产生组胺）和嗜酸性颗粒存在，包括过敏反应（休克、水肿和呼吸困难）、昆虫叮咬反应和花粉病。

- Ⅱ型超敏反应。引起机体细胞的不适当杀伤（如输血反应引起红细胞被破坏，导致严重的贫血）。各种药物可通过附着于红细胞表面膜并导致药物-膜复合物形成抗体而引起溶血性贫血。在剖检过程中，研究人员将遇到化合物介导的溶血——导致贫血（黏膜苍白）、深色尿液（血红蛋白来自分解的红细胞）和脾大（脾大，由脾引起红细胞分解并产生新的不成熟红细胞）。

- Ⅲ型超敏反应。涉及抗原/抗体/补体复合物的损伤。这些形式的免疫复合物可能沉积在肾小球的血管中，刺激炎症并导致肾小球肾炎。

- Ⅳ型（迟发型）超敏反应。需要数天到数周才能出现，涉及淋巴细胞（主要是T细胞）和巨噬细胞，通常导致肉芽肿形成。结核分枝杆菌引起的结核感染所形成的结核结节是典型的Ⅳ型超敏反应，其特征是中心为干酪样物质，周围是中性粒细胞，中性粒细胞周围是巨噬细胞和成纤维细胞。

图3.29总结了免疫系统与炎症的不同系统之间的相互关系。

（肖 洒 屈 哲 译，
张妙红 吕建军 校）

参考文献

Adams, R.H. and Alitalo, K. (2007) Molecular regulation of angiogenesis and lymphangiogenesis. *National Reviews in Molecular and Cellular Biology*, 8(6), 464–78.

Brooks, H. (2010a) Circulatory disorders. In: Brooks, H. (ed.). *General Pathology for Veterinary Nurses*, Wiley-Blackwell, Hoboken, NJ.

Brooks, H. (2010b) Inflammation. In: Brooks, H. (ed.). *General Pathology for Veterinary Nurses*, Wiley-Blackwell, Hoboken, NJ.

Chichowski, K. and Hahn, W.C. (2008) Unexpected pieces to the senescence puzzle. *Cell*, 133(6), 958–61.

Golstein, P. and Kroemer, G. (2007) Cell death by necrosis: towards a molecular definition. *Trends in Biochemical Science*, 32(1), 37–43.

Gordon, S. and Taylor, P.R. (2005) Monocyte and macrophage heterogeneity. *National Reviews in Immunology*, 5, 953–64.

Jordan, C.T., Guzman, M.L. and Noble, M. (2006) Cancer stem cells. *New England Journal of Medicine*, 355(12), 1253–61.

Klein, J. and Sato, A. (2000a) The HLA system. First of two parts. *New England Journal of Medicine*, 343(10), 702–9.

Klein, J. and Sato, A. (2000b) The HLA system.

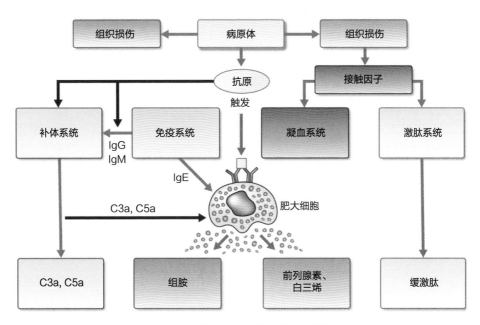

图 3.29　炎症不同系统间的相互关系

Second of two parts. *New England Journal of Medicine*, 343(11), 782–6.

Kumar, V., Abbas, A.K., Fausto, N. and Aster, J.C. (2010a) Cellular responses to stress and toxic insults: adaption, injury and death. In: Kumar, V. (ed.). *Robbins & Cotran Pathologic Basis of Disease*, 8th edn, Saunders Elsevier, Philadelphia, pp. 3–42.

Kumar, V., Abbas, A.K., Fausto, N. and Aster, J.C. (2010b) Tissue renewal, repair and regeneration. In: Kumar, V. (ed.). *Robbins & Cotran Pathologic Basis of Disease*, 8th edn, Saunders Elsevier, Philadelphia, pp. 79–110.

Lindblom, P., Berg, A.L., Zhang, H., Westerberg, R., Tugwood, J., Lundgren, H., Marcusson-Stahl, M., Sjogren, N., Blomgren, B., Ohman, P., Skanberg, I., Evans, J. and Hellmold, H. (2012) Tesaglitazar, a dual PPAR-α/γ agonist, hamster carcinogenicity, investigative animal and clinical studies. *Toxicologic Pathology*, 40(1), 18–32.

Luster, A.D., Alon, R. and von Andrian, U.H. (2005) Immune cell migration in inflammation: present and future therapeutic targets. *Nature Immunology*, 6(12), 1182–90.

Mackman, N. (2005) Tissue-specific hemostasis in mice. *Arteriosclerosis, Thrombosis, and Vascular Biology*, 25, 2273–81.

Mimeault, M., Hauke, R. and Batra, S.K. (2007) Stem cells: a revolution in therapeuticsrecent advances in stem cell biology and their therapeutic applications in regenerative medicine and cancer therapies. *Clinical Pharmacology and Therapeutics*, 82(3), 252–64.

Reiner, S.L. (2007) Development in motion: helper T cells at work. *Cell*, 129(1), 33–6.

Stricker, T.P. and Kumar, V. 2010. Neoplasia. In: Kumar, V. (ed.). *Robbins & Cotran Pathologic Basis of Disease*, 8th edn, Saunders Elsevier, Philadelphia, pp. 3–42.

Ward, D.M., Shiflett, S.L. and Kaplan, J. (2002) Chediak-Higashi syndrome: a clinical and molecular view of a rare lysosomal storage disorder. *Current Molecular Medicine*, 2(5), 469–77.

Wyllie, A.H. (1997) Apoptosis: an overview. *British Medical Bulletin*, 53(3), 451–65.

第4章　实验动物常见的自发性与背景病变

Elizabeth McInnes

Cerberus Sciences, Thebarton, SA, Australia

学习目的

- 了解实验动物非增生性背景病变的不同原因。
- 确定小鼠、大鼠、犬、非人灵长类动物、兔及小型猪特异性背景病变。
- 确定小鼠和大鼠的自然死亡原因。
- 了解所有重要发现是否与受试物相关。

经验不足的研究人员需要尽快了解用于安全性研究的实验动物中存在的背景病变，并且他们会发现，有时这些背景病变会被忽略，有时在研究结束时加重（因而称为与受试物相关的发现），这些背景病变往往具有种属特异性或与某种操作有关。本章目的在于定义和讨论这些背景病变的原因，然后介绍小鼠、大鼠、比格犬、非人灵长类动物、兔和小型猪所特有的一些背景病变。还将讨论致癌性研究中老龄化啮齿类动物死亡或安乐死的常见原因，以及与受试物相关的背景发现的重要性。虽然组织病理学不是研究人员必备的一项技能，但笔者将提供清晰的组织病理学照片及大体病理学检查照片来说明这些变化。这里描述的变化是最常见的，更多详细信息参见 Johnson 等的相关专著内容（2013）。

背景（偶发性或自发性）病变通常被认为是超出特定种属或品系正常组织形态变化范围的病理所见（Long and Hardisty, 2012）。背景改变可以是先天或遗传性的；某一种属动物的组织学所特有的正常变化；与外伤或正常老龄化有关；或是生理性改变或激素引起的改变（McInnes, 2012a; McInnes and Scudamore, 2014）。

先天性病变出生时就存在，可能代表未出生动物正常胚胎发生和器官迁移的异常。鳞状上皮囊肿（通常包含角蛋白），因为其衬覆与皮肤表面相同的上皮细胞，是胃和中枢神经系统常见的先天性背景病变（图4.1）。轻微的发育异常还可包括异位组织（组织出现在异常部位；图4.2）。

背景病变还包括正常的老龄化改变和退行性病变。老龄化背景改变包括慢性肾病（大鼠和小鼠的慢性肾病）、心肌病（大鼠和小鼠的慢性心脏病）、多动脉

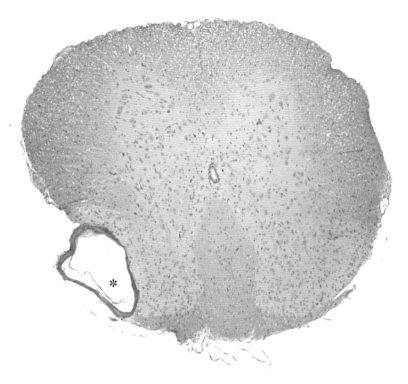

图 4.1　小鼠脊髓中的鳞状上皮囊肿 *

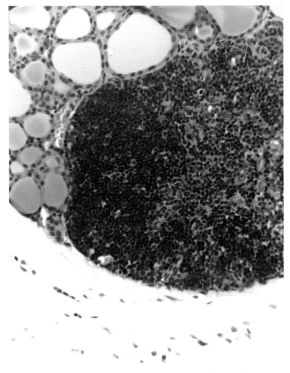

图 4.2　小鼠甲状腺滤泡中可见蓝染的胸腺

炎（小鼠血管慢性炎症）（McInnes and Scudamore, 2014）。所有这些所见可能因某些处理而加重，因此，了解被评估啮齿类动物的品系和年龄的正常改变对解释这些改变至关重要。研究人员还应该认识到，老龄化病变也可能发生在年幼的动物身上。年幼动物的胸腺通常较大，因为胸腺还没有退化。

受老龄化影响的背景病变也包括老龄化实验动物的自发性肿瘤（不是外源性处理或化合物引起的）。这有助于研究人员了解对照组动物的这些自然发生的肿瘤的发病率，以评估外源性处理是否导致特定肿瘤类型的发生率增加（Hardisty, 1985）。关于不同品系啮齿类动物自发性肿瘤预期背景发生率及其描述的文献很多，goRENI 网站对许多自发性肿瘤进行了汇总（www.goreni.org），可供参考。

一些背景病变是由传染性病原体引起的。例如，有报道称免疫功能正常的年轻 Han Wister 大鼠肺中由肺泡巨噬细胞和肺壁增厚组成的病变，最近已被证实与卡氏肺囊虫 DNA 的存在相关（Livingston et al., 2011; Henderson et al., 2012）。这些病变可能掩盖或混淆研究所见，特别是在吸入研究中。

背景所见可能源于外伤，包括骨折、咬伤和足部损伤。灌胃损伤不属于此类背景改变，但在大鼠和小鼠中是一种常见的偶发性、非药物相关所见，包括因灌胃管穿透食管壁引起的食管和周围胸膜组织损伤（Bertram et al., 1996）。

人为现象是一类背景改变。它们之所以重要是因为其可能是由于组织样本收集和处理不当所造成的（McInnes, 2012b）。因为在组织标本的收集和处理的不同阶段产生了人为现象，经验丰富的研究人员可以在报告中识别这些人为现象（如切片盖玻片下的气泡），并采取相应措施消除人为现象。

背景病变也与生理性差异有关，包括生殖衰老和性成熟，因为生殖器官外观的显著差异是正常生殖周期的结果。例如，包括与两性发情期、性成熟和生殖衰老相关的改变。

啮齿类动物的正常生理学过程也可能导致背景变化，如脾和肝造血（存在小簇幼稚红细胞；图 4.3）、长骨的生长板闭合失败、门牙持续生长或胸腺退化。应激是一种正常的生理性反应，在动物实验中，噪声、温度改变、抓取、给药、束缚、样本采集、运输或动物同笼饲养都可能引起应激（Everds et al., 2013）。应激可以导致总体重降低或体重增加减少、摄食量减少、脏器重量改变（如胸腺和脾的重量降低，肾上腺的重量增加）、胸腺和脾中淋巴细胞耗减、血液中白细胞数目增加或减少、胃溃疡及生殖器官萎缩（Everds et al., 2013）。

4.1 大鼠

大鼠的背景病变与小鼠相似，包括肾

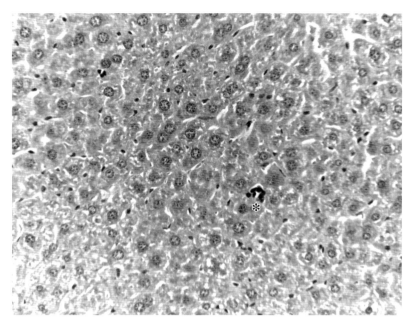

图 4.3　肝造血作用 *

乳头钙化（髓质乳头中存在小灶性钙）和肝内炎症细胞灶。大鼠外耳道的基底部有一个特化的皮脂腺，称为 Zymbal 腺，在眼睛后部还有哈氏腺，而人类没有对应的腺体。啮齿类动物的胃分为腺胃和非腺胃，人类只有腺胃，在啮齿类动物非腺胃部分发生的病变可能与人类不相关。此外，在大鼠和小鼠中，包皮腺或阴蒂腺位于阴茎（阴蒂）和直肠之间，人类没有对应的腺体，因此，包皮腺或阴蒂腺的病变可能与人类无关。

慢性进行性肾病（chronic progressive nephropathy, CPN）是老龄化大鼠常见的自发性肾病，包括 F344 大鼠（Dixon et al., 1995）和小鼠。CPN 在雄性大鼠中更常见，并且因高蛋白饮食而加重（Montgomery and Seely, 1990）。CPN

也受一生中食物总摄食量的直接影响（Keenan et al., 2000）。某些药物的使用可能会加重或加速 CPN 的病变，特别是在长期研究中。老龄化小鼠常见 CPN，以肾小球基底膜增厚和肾小球周围纤维化为特征（Percy and Barthold, 2007）（图 4.4）。小鼠的发病年龄晚于大鼠，且发病率比大鼠低（Frazier, 2013）。

大鼠和小鼠肺泡中存在的巨噬细胞是背景变化，因此，可能很难解释药物诱导性肺泡巨噬细胞增多。自发性肺泡巨噬细胞聚集通常可随机分布于整个肺组织，而诱导性巨噬细胞反应往往位于支气管肺泡连接处（Lewis and McKevitt, 2013）。

心肌病（慢性心脏病）是老龄化大鼠的常见病变。心肌病最常发生于左心室壁的心肌，并且在雄性大鼠中更常见

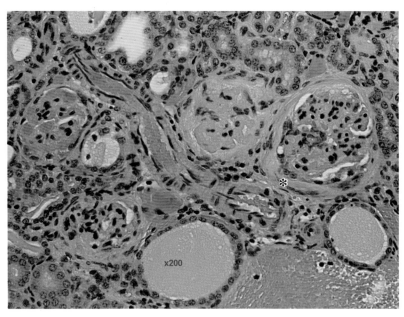

图 4.4　老龄化小鼠肾小球基底膜增厚和肾小球周围纤维化 *，提示 CPN

（MacKenzie and Alison, 1990）。该病的病因未明，但其严重程度和发病年龄受饮食、环境和应激的影响（MacKenzie and Alison, 1990）。病变最初以心肌细胞坏死为特征，周围有炎症细胞。随着进展，纤维化或瘢痕形成在老龄化大鼠中非常显著，通常发生于左心室、室间隔和乳头肌。

4.2　小鼠

　　小鼠的常见背景病变包括唾液腺的两性异形（雄性动物颌下腺产生明显的粉红色颗粒）、腺胃的腺瘤样增生（胃黏膜增厚，充满扩张的胃部腺体；图 4.5）和肝细胞核增大（图 4.6）。剖检时常见脾大，造成这种病变的原因很多（图 4.7）。最常见的两种原因是髓外造血（extramedullary haematopoiesis, EMH；未成熟的有核红细胞灶）和髓外粒细胞生成（未成熟粒细胞灶，即中性粒细胞）。EMH 是小鼠脾红髓的一个正常所见，通常在年轻动物和雌性动物中更为普遍（Suttie, 2006）。重度 EMH 的原因是由于贫血（由于慢性出血、肿瘤或炎症）导致需求增加，在脓肿形成的情况下观察到粒细胞生成增加。淋巴瘤是小鼠的常见肿瘤，也会导致脾大，但通常也累及胸腺、肝和淋巴结。

　　一些小鼠品系，特别是来自 C57BL/6 背景的小鼠，很容易发生脱毛和溃疡性皮肤病变，这些病变通常始于颈背部（图 4.8；Sundberg et al., 2011）。外伤性病变可能是意外损伤或打斗造成的，特别是当某些品系同笼饲养时。这些病变一般为浅表皮肤损伤（包括附属器），也可能发展为脓肿（通常在头部）。

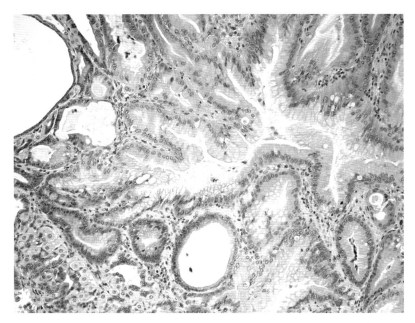

图 4.5　增厚的黏膜充满扩张的胃部腺体，表明腺胃腺瘤样增生

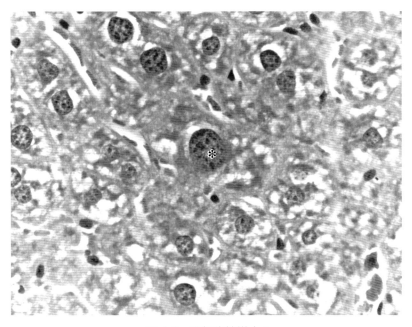

图 4.6　肝细胞核增大 *

4.3　犬

犬是心血管和眼研究的常用动物。犬和其他脊椎动物有反光膜（是眼睛里的一层组织），可将可见光反射回视网膜，从而提高夜间视力。研究人员应该注意非人灵长类动物和人类没有这种结构。比格犬最重要和引人注目的背景病变之一是比格

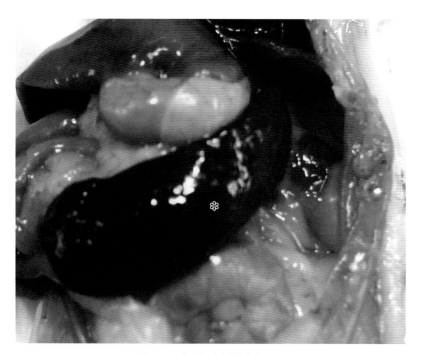

图 4.7　剖检时小鼠脾大 *

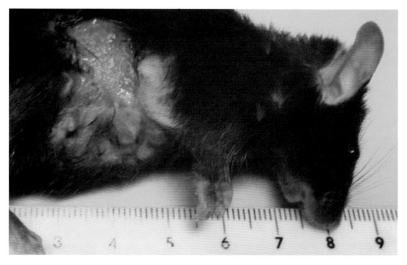

图 4.8　C57BL/6 小鼠脱毛和溃疡性皮肤病变

犬疼痛综合征，其特征是动脉炎症（动脉炎）。有 5%~10% 的年轻比格犬偶发动脉炎（Grant Maxie and Robinson, 2007），雄犬更常见，并影响单个或多个血管，最常见于附睾、胸腺、心脏冠状动脉（Son,

2004a）。大多数年轻犬动脉炎病变找不到发病原因（Hartman, 1987），并且在没有任何临床症状的情况下发生。

　　与啮齿类动物相比，比格犬的精子发生效率较低，而且更不规律，导致 30%

年龄在 6 ~ 36 月龄之间的正常比格犬无生殖细胞的生精小管萎缩（生精小管发育不全）和精子发生率低下（一级或多级生殖细胞缺失）（Rehm, 2000）。这是一个问题，因为容易将这些自发性所见与给予化合物引起的病变相混淆。在正常犬睾丸中也可见到多核、变性生殖细胞。精子肉芽肿初始是由精子淤滞所致，随后管腔破裂使精子暴露于机体炎症系统。由于精子染色体数目只有正常组织的一半，所以精子会被视为异物，并产生异物反应和肉芽肿形成。所有这些变化只能在光镜下观察到，剖检时很难发现。

4.4　小型猪

小型猪的皮肤结构与人类的相似，角质层组分也与人类皮肤相似。因此，小型猪经常用于皮肤毒性研究（Swindle et al., 2012）。但是，小型猪与其他动物解剖学上存在可能会带来问题的某些差异。小型猪的甲状腺位于胸腔入口气管腹侧，很难找到。在这种情况下，静脉穿刺操作常会损伤甲状腺，从而影响到甲状腺激素水平。此外，小型猪的甲状旁腺不附着于甲状腺，而是位于靠近颈动脉分叉的胸腺、脂肪或结缔组织中，通常刚好位于舌骨尾部（Jeppesen and Skydsgaard, 2015）。小型猪甲状旁腺略呈红色，甲状旁腺的质地与胸腺不同。此外，小型猪的胸腺位于颈部区域（即颈部和颅胸部，邻近气管）。与其他动物相比，小型猪的淋巴结结构正

相反，淋巴结外周为髓质，中心为皮质。

胆囊坏死（胆囊炎）是小型猪中比较少见的背景病变（McInnes, 2012c）。该病变通常在剖检时发现，坏死的胆囊外观增厚。组织病理学检查，病变的特征是黏膜坏死伴大量炎症细胞浸润到黏膜下层和平滑肌层。胆囊炎与临床症状或临床病理参数变化无关。

4.5　非人灵长类动物

非人灵长类动物常见的背景病变包括小肠中含有色素的巨噬细胞和胰腺中的副脾组织（chamanza, 2012）。猕猴肺血管和细支气管周围经常可见含有黄褐色到暗褐色色素的肺巨噬细胞。虽然偶尔会遇到猴肺刺螨感染引起的铁阳性色素沉着，尤其是野外捕获的猕猴，但是目的繁育的猕猴肺中存在大多数棕色色素通常与寄生虫或肺实质病理变化无关，因此，这种色素沉着被认为是炭末沉着。炭末沉着或尘肺，是饲养于市区附近或市区内的实验非人灵长类动物吸入大气中的炭颗粒引起的。支气管或纵隔淋巴结内的巨噬细胞可能出现类似色素，应与纹身色素相区别。

4.6　兔

兔常见的背景病变包括前列腺和卵巢间质腺的鳞状上皮（角蛋白）增生（Mori and Matsumoto, 1973）。兔回盲瓣处有一个由大量淋巴小结组成的阑尾，剖检时可见。

4.7 实验规程

静脉输注研究通常会导致肺部角蛋白和毛发肉芽肿增多，这些物质是由于注射操作将皮肤的角蛋白和毛发带入血液循环。持续滴注研究会导致背景病变，如慢性炎症、纤维化、缝合部位异物反应（肉芽肿形成）、脓肿、血栓形成和导管插入血管部位的出血（Weber et al., 2011）。这些所见应与受试物相关的病变相区别。啮齿类动物眼眶后静脉窦或舌静脉采血也会在视神经和舌腹侧面产生炎症，导致特征性背景病变。

4.8 大鼠和小鼠的死亡原因

病理学家需要通过组织的光学显微镜检查对研究过程中死亡动物的死亡原因做出判断。肾脏病理性改变是许多品系老龄化小鼠非肿瘤性死亡的常见原因之一（McInnes and Scudamore, 2015）。梗阻性尿路疾病在雄性小鼠中也很常见，其发生原因是下尿路的梗阻，往往是由于多个同笼饲养的雄性小鼠打斗引起。其他死亡原因，如出血性卵巢囊肿、心肌病、动脉炎及肝坏死，在长期实验小鼠中偶有报道（Son, 2003），而皮肤或肌肉的溃疡形成、脓肿形成和化脓性肉芽肿性炎症在死亡原因中占很大比例（Son, 2003）。

虽然发生率不同，但大多数品系的小鼠常见的肿瘤多为淋巴瘤（图4.9）、肝细胞肿瘤、肺肿瘤、血管肿瘤、垂体肿瘤和哈氏腺肿瘤（McInnes and Scudamore,

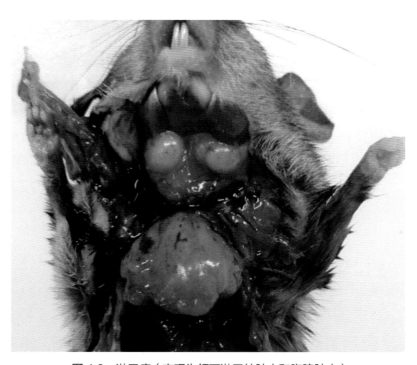

图 4.9　淋巴瘤（表现为颌下淋巴结肿大和胸腺肿大）

2015）。Son 和 Gopinath（2004）报 道，在 50~80 周龄，最常见的肿瘤是淋巴瘤，其次为肺腺瘤。一些肿瘤即使达到一个非常大的体积（肝肿瘤）也可能不会引起明显的临床症状，而一些良性肿瘤可能会引起显著临床症状（如眼后哈氏腺肿瘤，引起眼球突出和继发感染），出现这些症状时将会对动物实施安乐死。

慢性进行性肾病（CPN）是老龄化大鼠非肿瘤性死亡最常见的原因之一。少数动物也会死于创伤或麻醉意外，或死于足部皮炎（Son, 2004b）。在 Han Wistar 大鼠中，雌性和雄性动物最常见和最早发生的肿瘤是恶性淋巴瘤（Son et al., 2010），其次是发生于雄性动物的脑肿瘤和发生于雌性动物的乳腺肿瘤。在 Sprague Dawley 大鼠中，最常见的早期肿瘤是发生于雌性动物的垂体肿瘤（图 4.10；Son et al., 2010）。

4.9　结论

本章讨论了在毒性研究中使用的所有类型实验动物中发现的大量背景病变。当处理组动物的背景病变显著增加时，研究人员应该谨慎对待，并与专题病理学家一起报告这些结果。虽然处理可能会加重背景病变（如 CPN），但处理组动物背景病变发生率的增加更可能是偶然的，与处理无关。

（张妙红　霍桂桃　译，

姜德建　吕建军　校）

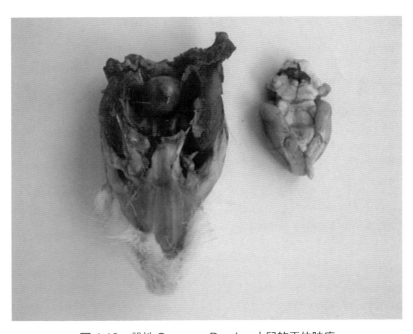

图 4.10　雌性 Sprague Dawley 大鼠的垂体肿瘤

参考文献

Bertram, T.A., Markovits, J.E. and Juliana, M.M. (1996) Non-proliferative lesions of the alimentary canal in rats. GI-1. In: Guides for Toxicologic Pathology, STP/ARP/AFIP, Washington, DC.

Chamanza, R. (2012) Non-human primates. In: McInnes, E.F. (ed.). Background Lesions in Laboratory Animals, Saunders Elsevier, Edinburgh, pp. 1–15.

Dixon, D., Heider, K. and Elwell, M.R. (1995) Incidence of nonneoplastic lesions in historical control male and female Fischer-344 rats from 90-day toxicity studies. *Toxicologic Pathology*, 23, 338–48.

Everds, N.E., Snyder, P.W., Bailey, K.L., Bolon, B., Creasy, D.M., Foley, G.L., Rosol, T.J. and Sellers, T. (2013) Interpreting stress responses during routine toxicity studies: a review of the biology, impact, and assessment. *Toxicologic Pathology*, 41, 560–614.

Frazier, K. (2013) Urinary system. In: Sahota, P.S., Popp, J.A., Hardisty, J.F. and Gopinath, C. (eds). Toxicologic Pathology: Nonclinical Safety Assessment, CRC Press, Boca Raton, FL.

Grant Maxie, M. and Robinson, W.F. (2007) Cardiovascular system. In: Grant Maxie, M. (ed.). Jubb, Kennedy and Palmer's Pathology of Domestic Animals, vol. 2, Saunders, Philadelphia, p. 71.

Hardisty, J.F. (1985) Factors influencing laboratory animal spontaneous tumor profiles. *Toxicologic Pathology*, 13, 95–104.

Hartman, L.A. (1987) Idiopathic extramural coronary arteritis in beagle and mongrel dogs. *Veterinary Pathology*, 24, 537–44.

Henderson, K.S., Dole, V., Parker, N.J., Momtsios, P., Banu, L., Brouillette, R., Simon, M.A., Albers, T.M., Pritchett-Corning, K.R., Clifford, C.B. and Shek, W.R. (2012) Pneumocystis carinii causes a distinctive interstitial pneumonia in immunocompetent laboratory rats that had been attributed to 'rat respiratory virus'. *Veterinary Pathology*, 49, 440–52.

Jeppesen, G. and Skydsgaard, M. (2015) Spontaneous background pathology in Götingen minipigs. *Toxicological Pathology*, 43(2), 257–66.

Johnson, R.C., Spaet, R.H. and Potenta, D.L. (2013) Spontaneous lesions in control animals used in toxicity studies. In: Sahota, P.S., Popp, J.A., Hardisty, J.F. and Gopinath, C. (eds). Toxicologic Pathology: Nonclinical Safety Assessment, CRC Press, Boca Raton, FL, pp. 209–57.

Keenan, K.P., Coleman, J.B., McCoy, C.L., Hoe, C.M., Soper, K.A. and Laroque, P. (2000) Chronic nephropathy in ad libitum overfed Sprague-Dawley rats and its early attenuation by increasing degrees of dietary (caloric) restriction to control growth. *Toxicologic Pathology*, 28(6), 788–98.

Lewis, D.J. and McKevitt, T.P. (2013) Respiratory system. In: Sahota, P.S., Popp, J.A., Hardisty, J.F. and Gopinath, C. (eds). Toxicologic Pathology: Nonclinical Safety Assessment, CRC Press, Boca Raton, FL, pp. 367–421.

Livingston, R.S., Besch-Williford, C.L., Myles, M.H., Franklin, C.L., Crim, M.J. and Riley, L.K. (2011) Pneumocystis carinii infection causes lung lesions historically attributed to rat respiratory virus. *Comparative Medicine*, 61, 45–52.

Long, G.G. and Hardisty, J.F. (2012) Regulatory forum opinion piece: thresholds in toxicologic pathology. *Toxicologic Pathology*, 40, 1079–81.

MacKenzie, W.F. and Alison, R.H. (1990) Heart. In: Boorman, G.A., Eustis, S.L., Elwell, M.R. and MacKenzie, W.F. (eds). Pathology of the Fischer Rat, Academic Press, San Diego, CA, pp. 461–71.

McInnes, E.F. (2012a) Preface. In: McInnes, E.F. (ed.). Background Lesions in laboratory Animals, Saunders Elsevier, Edinburgh, pp. vii.

McInnes, E.F. (2012b) Artifacts in histopathology. In: McInnes, E.F. (ed.). Background Lesions in Laboratory Animals, Saunders Elsevier, Edinburgh, pp. 93–101.

McInnes E.F. (2012c) Minipig. In: McInnes, E.F. (ed.). Background Lesions in Laboratory Animals, Saunders Elsevier, Edinburgh, pp. 81–7.

McInnes, E.F. and Scudamore, C.L. (2014) Review of approaches to the recording of background lesions in toxicologic pathology studies in rats. *Toxicology Letters*, 229, 134–43.

McInnes, E.F. and Scudamore, C.L. (2015) Aging lesions: background versus phenotype. Current Pathobiology Reports, doi:10.1007/s40139-015-0078-y.

Montgomery, C.A. and Seely, J.C. (1990) Kidney. In: Boorman, G.A., Eustis, S.L., Elwell, M.R. and MacKenzie, W.F. (eds). Pathology of the Fischer

Rat, Academic Press, San Diego, CA, pp. 127–52.

Mori, H. and Matsumoto, K. (1973) Development of the secondary interstitial gland in the rabbit ovary. *Journal of Anatomy*, 116, 417–30.

Percy, D.H. and Barthold, S.W. (2007) Pathology of Laboratory Rodents and Rabbits, 3rd edn, Blackwell, Ames, IA, pp. 3–124.

Rehm, S. (2000) Spontaneous testicular lesions in purpose bred beagle dogs. *Toxicologic Pathology*, 28, 782–7.

Son, W.C. (2003) Factors contributory to early death of young CD-1 mice in carcinogenicity studies. *Toxicology Letters*, 145, 88–98.

Son, W.-C. (2004a) Idiopathic canine polyarteritis in control beagle dogs from toxicity studies. *Journal of Veterinary Science*, 5, 147–50.

Son, W.C. (2004b) Factors contributory to death of young Sprague-Dawley rats in carcinogenicity studies. *Toxicology Letters*, 153, 213–19.

Son, W.C. and Gopinath, C. (2004) Early occurrence of spontaneous tumors in CD-1 mice and Sprague-Dawley rats. *Toxicologic Pathology*, 32(4), 371–4.

Son, W.C., Bell, D., Taylor, I. and Mowat, V. (2010) Profile of early occurring spontaneous tumors in Han Wistar rats. *Toxicologic Pathology*, 38, 292–6.

Sundberg, J.P., Taylor, D., Lorch, G., Miller, J., Silva, K.A., Sundberg, B.A., Roopenian, D., Sperling, L., Ong, D., King, L.E. and Everts, H. (2011) Primary follicular dystrophy with scarring dermatitis in C57BL/6 mouse substrains resembles central centrifugal cicatricial alopecia in humans. *Veterinary Pathology*, 48, 513–24.

Suttie, A.W. (2006) Histopathology of the spleen. *Toxicologic Pathology*, 34, 466–503.

Swindle, M.M., Makin, A., Herron, A.J., Clubb, F.J. Jr and Frazier, K.S. (2012) Swine as models in biomedical research and toxicology testing. *Veterinary Pathology*, 49, 344–56.

Weber, K., Mowat, V., Hartmann, E., Razinger, T., Chevalier, H.J., Blumbach, K., Green, O.P., Kaiser, S., Corney, S., Jackson, A. and Casadesus, A. (2011) Pathology in continuous infusion studies in rodents and non-rodents and ITO (infusion technology organisation)-recommended protocol for tissue sampling and terminology for procedure-related lesions. *Journal of Toxicologic Pathology*, 24(2), 113–24.

第5章 靶器官病理学

Elizabeth McInnes

Cerberus Sciences, Thebarton, SA, Australia

学习目的

- 识别皮肤、胃肠道、肝和其他组织的主要大体病理学所见。
- 了解主要外源性化合物引起的大体病理学病变。
- 了解肾衰竭和肝功能衰竭。
- 了解磷脂质沉积。

理论上，机体所有组织和器官都可能是外源性物质毒性效应的潜在靶器官。然而，在实践中，某些器官受到的影响大于其他器官。由于给药途径（皮内、吸入、经口灌胃等）的暴露，皮肤、眼睛、呼吸道和胃肠道是常见的靶器官。此外，与新陈代谢和排泄有关的组织，如肝和肾，常常显示出与受试物相关的所见。一般来说，所有组织对外源性物质的毒性反应与其他原因引起的表现形式相同，包括变性、坏死、急性和慢性炎症、增殖和肿瘤（见第3章）。对某一种外源性物质的毒性评价基于确定其是否在不止一个动物种属产生效应，低剂量组和高剂量组动物之间是否存在明确的剂量 - 反应关系，肿瘤是良性或恶性，或良恶性兼有。本章重点讨论研究人员剖检时观察到的大体病变，而不是仅能在光学显微镜下观察到的复杂组织病理学病变。

5.1 皮肤

皮肤是机体的外部覆盖物，是机体最大的器官之一，容易受伤且经常受伤。皮肤和皮毛的改变可能是研究所用实验动物所观察到的最明显改变。大多数种属（小型猪除外）毛发丰富，与之相关的皮肤生理学的差异，意味着所见的任何改变都必须仔细评估其与人类的潜在相关性。毛发也可掩盖其下皮肤的改变，这种改变只能通过显微镜检查才能观察到。皮肤的改变可见于全身给药后（虽然非常罕见），也可见于局部用药（更常见）。此外，皮肤具有生物转化功能，可使一个无害的化合物产生出有毒的代谢产物（Oesch et al., 2007）。

毛发脱落或变薄（图5.1）可能由于全身给药引起，表现为毛发生长的改变或毛囊破坏。局部或全身给予外源性物

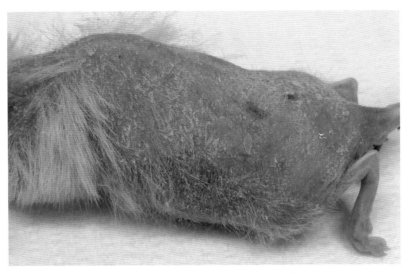

图 5.1　小鼠毛发脱落或变薄（脱毛）

质后，可能会出现毛发脱落（脱毛）、毛发生成减少（稀毛症）和毛发过度生成（多毛症）。很多药物可引起脱毛，包括细胞毒性药物和类视黄醇（Haschek et al., 2010）。局部应用外源性物质可能引起全身效应，此外，外源性物质全身给药也可能对皮肤产生效应，如犬经口给予皮质类固醇可引起皮肤变薄（萎缩）。

给予外源性物质后，毛发颜色可能会改变。黑色素细胞（呈黑色）存在于有色素动物的皮肤中。雌激素往往会导致皮肤色素沉着增加，即呈现深棕黑色（色素沉着过度），而雄激素则引起色素沉着减少（色素减退）（Tadokoro et al., 2003）。一些纳米颗粒可以穿过皮肤进入肺和神经，但伤口敷料中纳米晶体银仅局限于皮肤角质层的表层，使皮肤变成灰色（Samberg et al., 2010）。

在皮肤暴露区域（如通过剪毛）进行

局部用药的情况下，皮肤变红（红斑）和脱屑可能最明显。这是皮肤对刺激的早期炎症反应（即血管扩张和皮肤增厚）。它可由除去毛发的方法诱导（如剃毛或化学脱毛）。而且重要的是，这个因素应通过以相同方法处理给药部位，在对照部位应用溶媒对照来控制。暴露于刺激性外源性物质（如甲苯）后，剖检时可观察到血管扩张引起的红斑、水疱或囊泡形成（水肿液积聚）。皮肤经历最初的糜烂和溃疡后会导致纤维化和瘢痕形成。

如果皮毛完整则很难观察到皮肤增厚（表皮增厚被称为"棘皮症"；图 5.2）和脱屑，但可以在动物存活期表现为疏松鳞屑增多（"皮屑"），通常与皮脂腺活性的改变有关。皮肤糜烂（表皮部分缺失）和溃疡（表皮完全缺失）很容易观察到，皮肤表面可见中央红色火山口样病灶，周围是浅黄色痂皮（图 5.3）。溃疡是由于

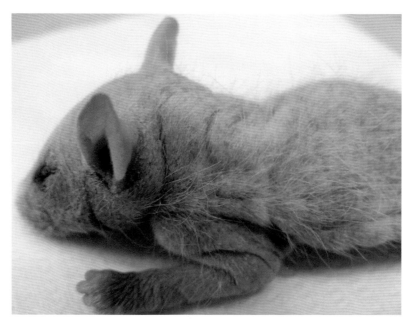

图 5.2　大鼠幼仔棘皮症（表皮增厚）

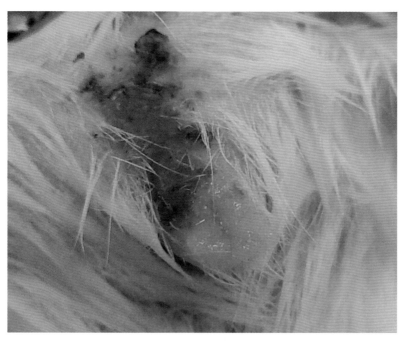

图 5.3　雄性小鼠包皮腺区皮肤坏死、糜烂和溃疡

腐蚀剂引起皮肤组织直接坏死或血管炎继发性效应而导致皮肤局部缺血。造成皮肤溃疡的化合物包括刺激性物质（如酸和碱），以及引起免疫介导反应、血管炎和（或）光敏反应的药物（如磺胺类、青霉素类和抗惊厥药）（Haschek et al.,

2010）。当紫外线（ultraviolet, UV）激活光敏化合物（如氟喹诺酮类、四环素类和类视黄醇），光敏性可在皮肤中观察到（Ferguson, 2002），出现在皮肤表面（局部用药）或皮肤组织中（全身用药），造成红疹、水疱，最终导致皮肤脱落。

脓疱和脓肿形成通常是由毛囊的炎症引起的。脓疱很容易辨认，通常由"丘疹状"结构组成，中央是脓包（黄色），周围由一层纤维化或瘢痕组织包绕。毛囊的炎症可形成脓疱，而后形成小脓肿和大脓肿。痤疮可由氯化烃类引起，其特征是皮脂腺扩张，充满角蛋白。

瘀点是皮肤或皮下组织中小的（直径1~2mm）红色出血点（图 5.4），在裸鼠中很容易观察到瘀点，可由全身给予化合物（如磺胺类药物）引起，引发广泛的血管炎（血管的炎症）或弥散性血管内凝血（血管中弥漫性微血栓存在，产生肉眼可见的瘀点）（Wojcinski et al., 2013）。

肉芽肿是各种组织（如肺和皮肤）的一种独特反应，可引起局灶性隆起的肿块。肉芽肿通常包含一个由异物或微生物构成的中心，周围有大的多核巨噬细胞、中性粒细胞和纤维化层。由药物引起的真皮病变包括由改良透明质酸（Westwood et al., 1995）或异物（如医疗器械）引起的肉芽肿性炎症。皮下组织的钙化或矿化可见于如二氢速留醇等物质处理后（Wojcinski et al., 2013），导致皮肤变硬，切片时有沙砾感。

皮肤肿瘤可累及表皮（如鳞状细胞乳

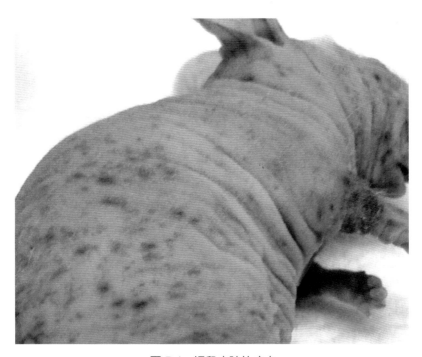

图 5.4　裸鼠皮肤的瘀点

头状瘤、鳞状细胞癌；图5.5）或可能来源于间充质细胞（如纤维肉瘤、脂肪瘤、肥大细胞瘤、血管肉瘤）。毛囊的肿瘤包括毛囊瘤和毛发上皮瘤。皮肤的黑色素细胞瘤（颜色一般为棕色或黑色）包括良性黑色素瘤和恶性黑色素瘤，可由紫外线照射引起（Ingram, 1998）。长期给予皮肤刺激性外源性物质会导致肿瘤的发生，如鳞状细胞癌（通常表现为一个较大、溃疡性的、隆起的皮肤肿块，不愈合）。生物材料（如微芯片）也可致癌，并可能由于慢性刺激导致皮肤间充质肿瘤（Elcock et al., 2001）。

5.2 眼

眼损伤发生在所有种属的实验动物中，病变范围从极轻度（如结膜炎，只有眼周围皮肤受影响；图5.6）到重度（即全眼球炎，眼球所有组分均发炎）。所有实验动物种属都容易观察到突出的眼球，这种现象称为"眼球突出"，通常继发于眼眶炎症或肿瘤（如眼球后方哈氏腺腺瘤或腺癌）。眼眶周围皮肤可见眼泪产生过多（流泪）和棕色变色（红色泪液），尤其是啮齿类动物常见。眼周围可观察到由应激或胆碱能药物引起的过度流泪（Harkness and Ridgeway, 1980）。

眼干涩伴泪液生成减少可导致结膜红肿和脱落，被称为"干燥性角膜结膜炎"。引起泪腺变性的辐射以及局部麻醉可以导致眼泪减少。角膜混浊往往提示角膜炎（角膜的炎症），可由灰尘、刺激性物质、前列腺素激动剂的局部给药引起（Aguirre et al., 2009）。角膜炎最初表现为角膜混浊（水肿），随后可发生溃疡。受伤的眼可通过纤维化愈合（瘢痕形成），

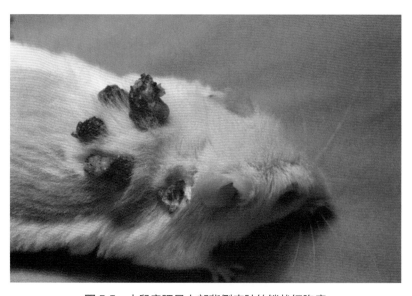

图5.5　大鼠肩胛骨上部背侧皮肤的鳞状细胞癌

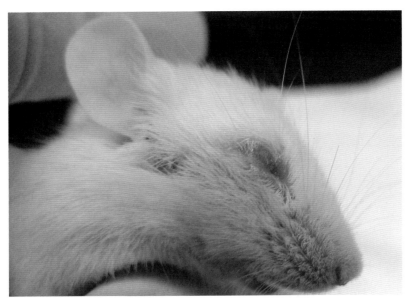

图 5.6　小鼠结膜炎

造成角膜白色混浊云翳（角膜翳）。

　　眼周围皮肤的炎症称为"结膜炎"，睑周皮肤红肿（水肿），可形成溃疡和渗出，致病原因包括感染性病原体和化合物（如蓖麻毒素）刺激（strocchi et al., 2005）。血液在前房蓄积称为"前房积血"，而脓液在前房蓄积称为"前房积脓"，见于细菌感染的病例（如金黄色葡萄球菌感染）。虹膜的炎症（虹膜炎）可由环磷酰胺引起，可通过纤维化消除。房水引流受阻称为"青光眼"。

　　晶状体通常是透明的，"白内障"是晶状体变性，造成眼内白色混浊（图5.7），晶状体呈现白色。白内障可能是由老龄化、糖尿病、紫外线或糖皮质激素等引起的。视网膜萎缩在老龄化小鼠中常见，可能是由老龄化或连续光照引起。视网膜萎缩不容易观察到，除非是使用检眼镜检查（眼底检查）或在光学显微镜下观察视网膜。

5.3　胃肠道

　　胃肠道是机体最大的器官之一，是发生受试物相关病变的主要靶器官，因为胃肠道是机体摄入后第一个接触受试物的器官。灌胃和口服是两种最常用的化合物给药途径，引发肠道相关毒性的可能性很高。研究中实验动物消化道相关临床症状很明显并容易识别，包括腹泻、流涎、便血和一些动物（不包括大鼠或小鼠）的呕吐。胃、小肠和大肠细胞分裂和细胞缺失之间失衡，则可导致溃疡和增殖的广泛发生。一般来说，引起胃肠道损伤的机制是刺激，可导致变性／坏死、炎症和增殖反应。

　　在研究中，可观察到实验动物牙龈增

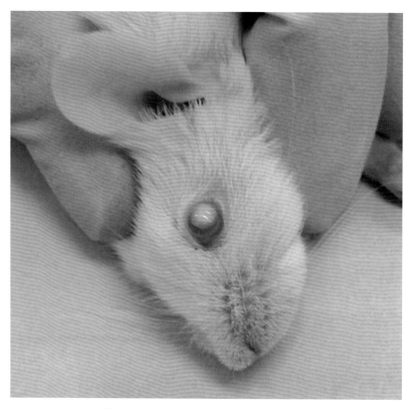

图 5.7 小鼠白内障（眼出现白色混浊）

厚和牙齿异常。钙通道阻滞剂如环孢菌素A可引起犬牙龈增生（牙龈过度增厚），而免疫抑制剂（如皮质类固醇）可引起溃疡，之后由于免疫系统无法抵御酵母菌的入侵而导致念珠菌过度生长。四环素类药物可导致牙齿变色，环磷酰胺处理可引起牙齿异常。血管内皮生长因子（vascular endothelial growth factor, VEGF）是一种血管生成抑制剂，可能导致牙齿发育不良（生长紊乱）和变性，从而使牙齿折断，剖检时可见断裂的、异常白的牙齿。舒尼替尼是一种广谱的酪氨酸激酶抑制剂，可导致非人灵长类动物牙龈坏死（Patyna et al., 2008），牙龈可见局灶性溃疡。口腔肿瘤

包括鳞状细胞乳头状瘤（图 5.8）和口腔黏膜鳞状细胞癌。牙齿的肿瘤包括牙瘤、纤维瘤和成釉细胞瘤，这些肿瘤偶尔可由化合物如 3-甲基胆蒽诱导发生（Greene et al., 1960）。

过度流涎以唾液量增加为特征。在犬和非人灵长类动物中很容易识别，几股唾液从口腔流到下颌。β-肾上腺素能激动剂可引起唾液腺增大（Ten Hagen et al., 2002），有机磷酸盐中毒也可见过度流涎（Betton, 1998a）。由于摄食量减少引起的唾液腺炎症和萎缩是常见的受试物相关病变。唾液腺发生的肿瘤包括腺瘤、腺癌、肌上皮瘤和间充质肿瘤，给予外源性物质

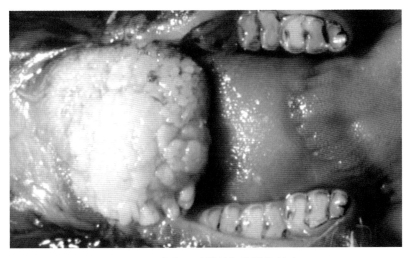

图 5.8　大鼠口腔鳞状细胞乳头状瘤

罕见引起唾液腺肿瘤。

啮齿类动物、犬和非人灵长类动物中可以观察到吞咽困难，这可能与食管的改变有关。在这些情况下，在受累动物口腔或前面的地面上可见未消化的食物。食管的病变包括食管炎和灌胃损伤（灌胃管穿透食管组织进入胸腔引起炎症）。食管炎愈合通常伴瘢痕形成和纤维化，并可能导致梗阻（Betton，1998a）。巨食管（增大扩张的食管）可引起吞咽困难，一般是先天性的。锌和维生素 A 的缺乏可引起食管增厚（角化过度），即食管内可见增厚的白色食管内膜。食管肿瘤包括乳头状瘤和癌，可由亚硝苯胺和亚硝基脲等化合物在大鼠体内诱导形成（Markovits et al.，2013）。

胃内膜受损时容易发生胃溃疡和呕吐。在存活期，动物可能表现出弓背，提示腹部疼痛。剖检时很容易观察到胃溃疡，啮齿动物腺胃和非腺胃或犬的腺胃可

见小的红色火山口样病变（黏膜全层或部分层溃疡）。胃溃疡可能导致胃出血，其特征是血液被胃酶消化时胃内容物呈暗黑色。刺激性化合物，如乙醇、酸和碱（Betton，1998a），首先引起胃糜烂和胃溃疡，随后可引起增生性改变及胃黏膜增厚。尽管在剖检时用普通刀或手术刀切割胃可能有沙砾感，胃的矿化在剖检时不容易被发现。给予 MEK 抑制剂可能出现胃黏膜和肌层的矿化（Diaz et al.，2012），但这是一种罕见的病变。

剖检时可见胃壁增厚，尤其是给药组动物的胃与对照组动物的胃比较。给予抗分泌药物如奥美拉唑（神经内分泌细胞增生）以及辐射后，可见腺胃增生（尤其是胃神经内分泌细胞）并可进展形成肿瘤。抗分泌药物如西咪替丁可抑制胃酸的产生，刺激神经内分泌细胞增加和扩大。胃肿瘤很容易识别，一般由大的、隆起、红色、伴有溃疡的肿块组成。外源性物质如

亚硝胺类可诱导胃肿瘤发生。胃肿瘤包括乳头状瘤、鳞状细胞癌、腺瘤、腺癌、神经内分泌肿瘤和间充质肿瘤。鳞状细胞癌通常由刺激物、促进剂和遗传毒物诱导发生（图 5.9）（Chandra et al., 2010）。

实验动物常见腹泻，饲养笼内通常可见多滩液体（常常是黏液状或血性粪便）。剖检时小肠和大肠中度扩张并充满恶臭的绿色、棕色或红色的液体内容物。在严重的情况下，腹泻可以导致小肠嵌入下游肠管，形成"肠套叠"。这种情况可能由 α- 肾上腺素能激动剂引起，肠道蠕动增加，从而导致腹泻。肠道表面的肠上皮细胞有丝分裂率高，因此，很容易受到细胞毒性药物（如环孢菌素）以及辐射的影响。刺激性化合物（如重金属）会引起黏膜溃疡、出血和肠道炎症，随后引起腹泻。肠道增厚可能与肠内增生性病变相关，这种病变是由 VEGF 受体抑制剂

引起，可导致十二指肠的 Brunner 腺增殖（Ettlin et al., 2010）。

大肠可能显示腹泻或便秘的证据。偶尔剖检时肠道可能会显示不同的颜色。一些来自药物化合物的大分子可能积聚在小肠或大肠固有层巨噬细胞内或局部淋巴结中，引起肠道变色。外源性物质能干扰大肠的蠕动，从而导致腹泻或便秘（吗啡衍生物）。抗生素如四环素则可以改变肠道菌群，从而导致腹泻。盲肠扩大与钙吸收增加或饮食摄入淀粉和糖醇，以及不可吸收物质或高分子量化合物相关（Betton, 1998a）。小肠或大肠增厚可能提示具有潜在的炎症（即肠炎）。小鼠慢性结肠炎的特征是结肠和直肠增厚，剖检时明显可见（图 5.10）。肠道肿瘤罕见，包括息肉（图 5.11）、腺瘤、腺癌和间充质肿瘤（如平滑肌瘤和平滑肌肉瘤）（图 5.12）。腹膜炎是腹腔内壁的炎症，以黄色的纤维

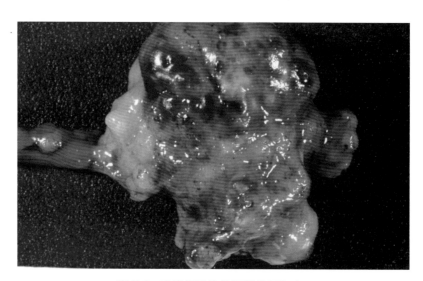

图 5.9　啮齿类动物的胃鳞状细胞癌

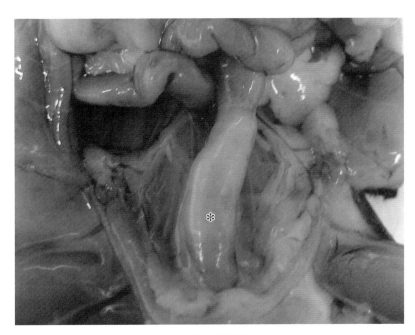

图 5.10　小鼠慢性结肠炎 *

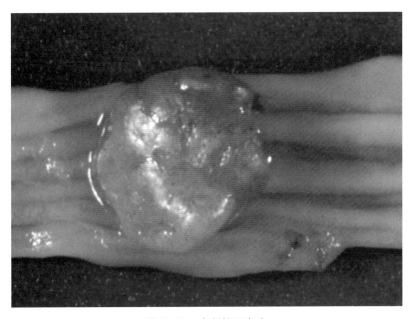

图 5.11　大鼠结肠息肉

蛋白束和脓液为特征，剖检时腹腔可见混浊的液体。毒理学研究中腹膜炎罕见，但当胃、小肠或大肠有与处理相关的溃疡穿孔，粪便进入腹腔时则可发生。

胰腺分两个部分：胰腺外分泌部和胰腺内分泌部（见第 5.10 节内容）。

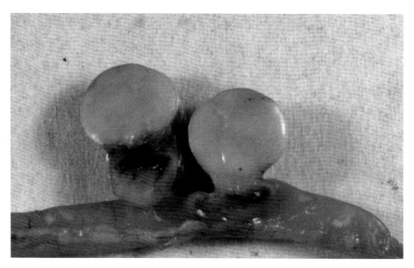

图 5.12 大鼠回肠外表面向外延伸的平滑肌肉瘤

胰腺炎（胰腺外分泌部的炎症）是一种急性而且严重的疾病，动物会表现出剧烈的疼痛（如啮齿类动物的弓背姿势、犬的祈祷姿势）。剖检时胰腺呈重度出血、坏死（可见黄色区域）和水肿。已知可引起胰腺炎的化合物不是很多，药物如环孢菌素 A 可引起胰腺炎（Hirano et al., 1992）。胰腺酶原颗粒增加或减少（仅在光镜下可见）可由摄食量减少或舒尼替尼（一种受体酪氨酸激酶抑制剂）引起（Patyna et al., 2008），在短期和长期的安全性研究中均常见。

剖检时，胰腺的增生性病变表现为大大小小的肿块。胰腺增生性病变包括腺泡增生、腺瘤和癌，可能由过氧化物酶体增殖物激活受体（peroxisome proliferator-activated receptor, PPAR）α 激活剂、贝特类（Cattley et al., 2013），以及热不稳定、大豆、胰蛋白酶抑制剂（Betton, 1998a）诱导。

5.4 肝

肝是动物毒性研究中常见的靶器官，因为口服化合物首先通过胃肠道由肝门静脉到达肝。此外，肝通常负责清除血液中的所有化合物，因此，暴露于高浓度化合物中。毒性肝损伤是终止药物开发或治疗使用的最常见原因之一。与受试物相关的肝损伤包括变性、坏死和再生。肝功能衰竭的特征是黄疸、肝性脑病（神经症状如反应迟钝）、出血倾向（由于凝血因子缺乏）、水肿和低蛋白血症。

肝坏死和炎症常见，并且在剖检时表现为红棕色的肝表面可见由小到大的、非隆起的黄色区域（图 5.13）。肝细胞变性或坏死包括了从单个细胞（仅在显微镜下可见）到多灶性、小叶状和大面积坏死。与受试物相关的肝坏死是毒理学的一个重

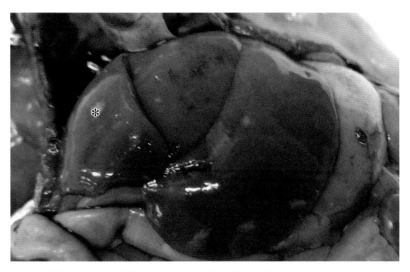

图 5.13　肝红棕色表面可见黄色区域 *，提示肝坏死和炎症

要病变，它的存在可能意味着一种化合物无法继续进行临床实验（Cattley et al., 2013）。肝坏死的常见机制包括谷胱甘肽的耗减、干扰线粒体能源生产和细胞骨架的损伤（Grattagliano et al., 2009）。肝坏死一般分为小叶中心性坏死（最常见的形式，由于该区域丰富的 CYP 酶以及此处离微动脉最远，易发生缺氧）、中间带坏死或门管区周围性坏死。这种分布只能在光学显微镜下观察到，但在病理报告中经常提到，因为常按照肝主要解剖标志（即门管区和中央静脉）来描述损伤。如果坏死性损伤涉及肝内间充质组织，会发生瘢痕形成或纤维化，肝硬化可定义为"纤维化结节性肝"。

　　肝细胞肥大或增大（肝细胞体积增大，而数目不增加）是一种常见的毒理学肝病变。剖检时可见肝体积增大（与对照组相比重量增加），边缘圆钝，切开时凸

起。肝细胞肥大通常与 P450 酶诱导或过氧化物酶体增殖引起的细胞质内质网增加有关。值得注意的是，过氧化物酶体增殖物是以氯贝酸和 PPAR 为基础的降血脂药物。外源性酶诱导剂（如苯巴比妥）诱导肝细胞增大，可快速降解内源激素如性激素和促甲状腺激素（thyroid-stimulating hormone, TSH）。这可能导致甲状腺肥大，因为甲状腺通过产生更多的 TSH 来应对增加的 TSH 分解。因此，当动物显示肝大时应仔细检查甲状腺，在剖检时可能观察到甲状腺体积增大。

　　在剖检时经常可见肝呈弥漫性淡黄色。脂质蓄积是肝中最常见的处理相关改变之一，肝重量增加，并可能呈现出黄色和油腻的质地。油红 O 和苏丹黑是用于肝组织切片（非固定的）的特殊染色，以确定肝组织中的脂质。色素（脂褐素、糖原）或非色素（药物代谢产物）沉着也可

能是一个受试物相关的所见，并可能导致剖检时肝颜色的改变。例如，啮齿类动物长期使用降血脂药物（脂质过氧化增强）引起肝细胞脂褐素（棕黄色色素）增加。

肝炎是发生于肝的炎症。剖检时可见肝肿胀、增大，常呈淡黄色或斑驳色，其表面常见淡黄色纤维蛋白束。这种改变不是常见的受试物相关性改变。肝中炎症细胞浸润是一种常见的背景病变，一般只在光镜下可见，但很少是受试物相关性改变（如比格犬阿托伐他汀慢性毒性研究可引起肝小肉芽肿）。严重时肉眼也可见炎症细胞聚集，即肝内的黄褐色、白色病灶。免疫抑制药物可使肝炎症细胞灶减少。某些外源性物质可被库普弗细胞（肝内的巨噬细胞）吞噬，包括纳米颗粒（Xiao et al., 2011），剖检时偶尔可见肝颜色的改变。

剖检时脂肪组织和动物尸体呈弥漫性的黄色被称为"黄疸"（图 5.14），其原因可能为肝前性（通常为红细胞破裂）、肝性（肝炎）或肝后性（大胆管阻塞，导致胆汁流向胆囊受阻）。检查巩膜是确定黄疸存在的一个简单方法。胆汁淤积是胆汁排泄障碍或胆汁中特定溶质分泌受损，导致血清中胆汁盐和胆红素水平升高。黄疸也可由氯丙嗪或鬼笔环肽等药物引起（Betton, 1998b）。胆囊和胆管中与受试物相关的改变有炎症（胆囊炎）、胆管坏死（由化合物曲贝替丁引起）（Donald et al., 2002）和胆管增殖。

剖检时肝肿瘤通常为多个或单个肿块，往往隆起于肝表面，有时呈圆形。由外源性物质引起的肝增生性病变从肥大和增生，到肝细胞腺瘤（图 5.15）和肝细胞癌。肝细胞变异灶（嗜酸性、嗜碱性、空泡化和混合性）肉眼不可见，但可能是与受试物相关的改变。关于这些病变是否为癌前病变仍存争议（Thoolen et al., 2013）。

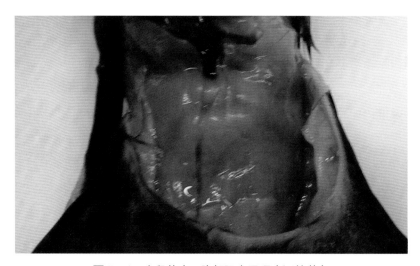

图 5.14　小鼠黄疸，腹部肌肉呈现广泛的黄色

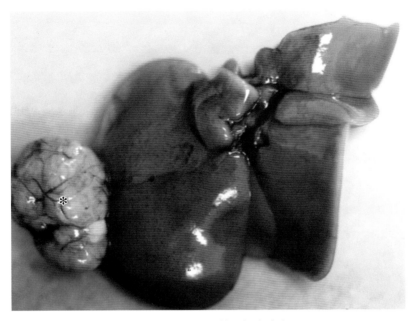

图 5.15　小鼠肝上的肝细胞腺瘤 *

胆管肿瘤包括胆管瘤（良性）、胆管癌和肝胆管癌（恶性），这些肿瘤通常都会引起黄疸，因为胆管肿瘤的阻塞使胆汁不能从胆囊排出。

5.5　呼吸系统

虽然呼吸频率会提供关于肺部情况的大量信息（在肺炎或肺肿瘤病例中可见呼吸频率增加），但是在动物存活期却很难将呼吸系统可视化。鼻腔分泌物（澄清的、黏液状或脓液）提示上呼吸道炎症。虽然通过其他途径给药的化合物（如灌胃）也可通过血流或回流物质的吸入影响呼吸道上皮，但是吸入研究可对呼吸系统进行详细的分析（Lewis and McKevitt, 2013）。一般来说，吸入研究对鼻腔 4 个切片进行检查，并根据上腭结构切取

啮齿类动物鼻甲的 3 个或 4 个标准切片（Young, 1981）。吸入或其他途径给药化合物的局部代谢发生于鼻腔上皮细胞和鲍曼腺，因为该处存在诸如 P450 的外源性物质代谢酶（Harkema, 1991）。小鼠和大鼠只能用鼻子呼吸，因此，由于炎症或肿瘤导致的气流阻塞会造成吞咽大量空气，从而引起胃和肠道严重扩张，充满气体，最终压迫膈，导致动物窒息而死（图 5.16）。

鼻道炎症可能为浆液性、纤维素性或黏液性，通常导致水样、黏液性或脓性鼻分泌物。刺激是引起上呼吸道病变的常见原因，此时呼吸道会发红和水肿，但剖检时不一定能见到，因为剖检通常不会打开上呼吸道。因此，剖检时通常看不到上呼吸道中与受试物相关的改变，因为没有检

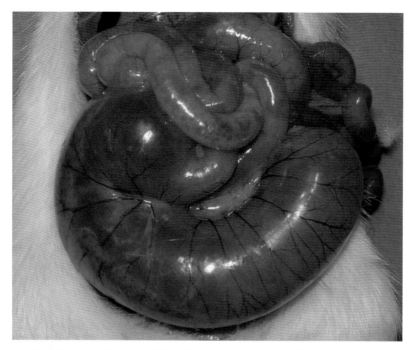

图5.16　由于鼻甲炎症导致气流阻塞，小鼠胃和肠道扩张，充满气体

查衬覆鼻甲的上皮细胞，而且头部被整体固定和脱钙。受损上皮的再生也包括化生，鼻上皮转变为更具抵抗力的类型，如鳞状上皮。在最初的损伤之后发生修复和纤维化，严重的上呼吸道上皮坏死和炎症可能导致鼻甲融合，动物在存活期表现为呼吸困难。上呼吸道（即鼻甲、喉、气管和支气管）鼻上皮中与受试物相关的改变包括萎缩、肥大、增生、变性、坏死、糜烂和溃疡。鼻腔的受试物相关肿瘤罕见，往往是乳头状瘤、腺瘤或腺癌和癌。喉常见的与受试物相关的改变包括腹外侧区上皮细胞、腹囊和杓状软骨的鳞状上皮的变性和坏死。在气管，特别是气管权处（吸入研究中常见的损伤区域），可见纤毛脱落和上皮变性。

外源性物质相关的改变也可见于鼻相关淋巴组织（nasal-associated lymphoid tissue, NALT）和上呼吸道表面下的血管，尤其是皮质类固醇会导致犬 NALT 中淋巴细胞的耗减（Haley, 2003）。克拉拉细胞在气管上皮中很常见，其功能是产生表面活性物质（Suarez et al., 2012），可能对吸入的化合物产生反应。克拉拉细胞的鉴定通常采用 IHC，通过特异性抗体识别它们。吸入皮质类固醇可引起小鼠克拉拉细胞增大（肥大）（Roth et al., 2007）。所有这些改变仅在光镜下可见。

由于巨噬细胞可以有效地吞噬吸入的物质，肺巨噬细胞反应仍然是吸入药物最常见的改变。剖检时肺表面可见轻微隆起的白色病灶，提示存在巨噬细胞聚集，如给予 PPAR α 激动剂可见上述病理改变（图 5.17）。肺内肺泡巨噬细胞是大鼠和小鼠的一种背景改变，因此，解释药物诱导的肺泡巨噬细胞增多可能较困难。开发新的吸入药物失败的一个重要原因是诱发肺内泡沫样巨噬细胞聚集，尤其是大鼠（Lewis et al., 2014）。这通常是因为吸入的化合物溶解性差，造成全身吸收减少。自发性肺泡巨噬细胞聚集一般随机分散在整个肺组织，而诱导的巨噬细胞反应往往位于支气管肺泡交界处（Lewis and McKevitt, 2013）。肺泡巨噬细胞可吞噬色素（如炭），这导致剖检时胸膜表面可见黑色区域。最近有研究人员认为，仅发生于支气管肺泡交界处的巨噬细胞聚集（无

论是自发性还是诱导的）是无害的，因为它们是可逆的（Lewis et al., 2014）。这些巨噬细胞聚集物与细胞损伤无关，不会产生进一步损伤，也与任何其他类型的炎症细胞无关（Lewis et al., 2014）。2 型巨噬细胞聚集伴中性粒细胞或淋巴细胞浸润以及 3 型反应伴肉芽肿性炎症是不可逆的，是不良反应。

肺与受试物相关的改变包括肺泡Ⅱ型细胞肥大和增生，以及由免疫原性蛋白引起的急性和慢性炎症反应（Clarke et al., 2008）。剖检时看不到这些改变。

剖检时肺炎会出现肺变硬，质地坚实。急性支气管肺炎时肺部往往呈红色，而慢性肺炎常常呈黄白色。虽然实验动物

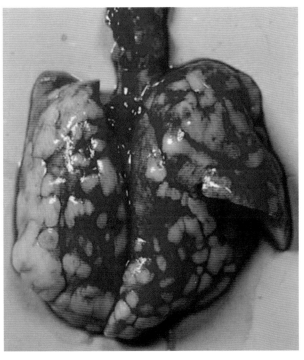

图 5.17　肺表面轻微隆起的白色病灶，提示存在巨噬细胞聚集

肺炎是罕见的肺与受试物相关改变，但在用免疫抑制化合物如皮质类固醇处理动物中可能观察到肺炎。吸入胃内容物时可引发肺炎。毒蕈碱拮抗剂处理可出现异物性肺炎，因为这增加了食管反流的风险，此时肺往往呈棕黑色，伴腐臭味（Wilson and Walshaw, 2004）。硅尘可引起进行性肺纤维化，剖检时可见肺内存在瘢痕组织硬结节（Glaister, 1986）。最常见的外源性物质诱导的肺肿瘤是细支气管肺泡腺瘤（图 5.18）和细支气管肺泡癌，可由甲硝唑等化合物引起（Contrera et al., 1997）。

磷脂质沉积是泡沫样巨噬细胞聚集的常见原因，是由许多具有阳离子两亲性结构的药物所引起的，这些药物可与磷脂疏水性或亲水性基团结合，形成抵抗溶酶体磷脂酶消化的复合物（Reasor et al.,

2006）。利用电子显微镜可以在细胞质中发现单个、膜包裹的溶酶体，含有高电子密度的排列成板层状或同心圆结构的光滑膜。磷脂质沉积采用溶酶体相关蛋白 2（lysosome-associated protein 2, LAMP-2）免疫组织化学染色呈阳性，油红 O 和亲脂素染色呈阴性。许多器官可被累及，显示大量泡沫样巨噬细胞聚集。虽然肺组织是比较常见的部位，但肝也可能受累。磷脂质沉积被认为是一种适应现象，而不是明显的细胞损伤，但这仍存有争议，一些毒理学家视之为不良反应。

5.6 泌尿系统

大多数哺乳动物肾衰竭的特征是舌溃疡、广泛水肿、组织转移性钙化（如胃）、甲状旁腺肥大、非再生性贫血（因

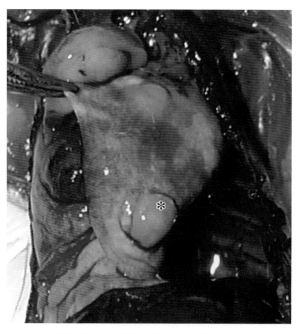

图 5.18 小鼠肺支气管肺泡腺瘤 *

为肾负责产生红细胞生成素）和骨矿化障碍（因为肾在维生素 D 合成中发挥作用）。肾衰竭犬呼吸时会有氨气的味道，一般来说，动物会因为尿中蛋白质的丢失而体重下降。

剖检时可能不能发现肾小管损害，但会发现肾增大，呈浅棕色或棕褐色。有时仅在光镜下才可见到肾小管的改变。由于肾血流量高（25%）以及许多药物由肾排泄，所以化合物诱导的肾病变比较常见（Frazier and Seely, 2013）。肾小管上皮细胞具有代谢活性，因此，可能产生有毒的代谢产物，导致肾小管损伤。光镜下检查肾时，肾小管变性和随后的肾小管再生以及皮质肾小管嗜碱性变是常见的化合物诱导的改变。肾表面多灶性、白色至黄色的、非隆起的斑点或条纹提示间质性肾炎，但这仅当大量淋巴细胞聚集于肾皮质

时才会在剖检时见到。间质性肾炎常见于小鼠、大鼠、犬和非人灵长类动物的肾。这可能是某些种属实验动物（如比格犬）的背景病变，但是如果伴有进一步的肾病变，并呈剂量反应关系，则通常也可能与受试物相关（Linton et al., 1980）。老龄化大鼠易患慢性肾病，而雄性大鼠高蛋白饮食则会使肾病加重。许多外源性物质可加速或延缓大鼠慢性进行性肾病的发生，例如，溴隐亭可延缓大鼠肾病的发生，而环孢菌素可使其加重（Greaves, 1998）。剖检时慢性进行性肾病或慢性间质性肾炎的特征通常是肾体积较小、皱缩，颜色呈淡褐色（图 5.19）。纤维化的组织缺乏弹性，引起收缩导致被膜凹陷。长期的肾病和瘢痕形成剖检时可见肾重量降低。

肾毒性药物往往靶向损害肾单位的特定部位，通常引起肾小管上皮细胞变

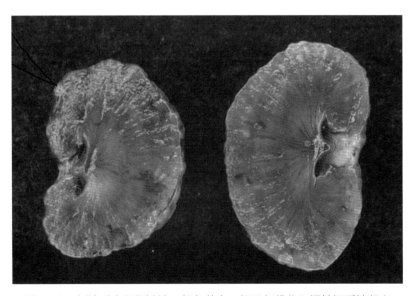

图 5.19　剖检时大鼠肾皱缩、颜色苍白，提示纤维化和慢性间质性肾炎

性或坏死，常见的如庆大霉素、重金属和环孢菌素 A。化合物如乙二醇在肾小管内可产生草酸盐结晶，导致肾小管坏死（Greaves, 1998），三聚氰胺也具有类似产生结晶的机制。只有在光学显微镜下才能观察到肾小管内的管型，包括透明蛋白管型，提示可能存在尿中蛋白质丢失以及细胞管型，其内含有炎症白细胞（如中性粒细胞），常提示肾的感染（肾盂肾炎）（图5.20）。肾盂肾炎的特征是肾盂内充满脓液，偶尔在肾表面可见黄色小脓肿。细菌性膀胱炎是肾盂肾炎的易感因素，该病变可能是给予免疫抑制药物如环孢菌素后引起的与受试物相关的改变（Remuzzi and Perico, 1995）。

肾小球性肾病包括肾小球损伤，剖检时通常不可见。偶尔，大型动物如犬和小型猪，剖检时可见炎症性肾小球，其表现为肾表面小的、红色、针尖大小的斑点。肾小球可直接或间接受损，而引起肾小球损伤的常见原因是嘌呤霉素的氨基核苷，肾小球受损后其对血浆蛋白通透性增加，最终尿中出现蛋白质（蛋白尿；Glaister, 1986）。药物可能诱导肾小球病变，特别是生物技术药和大分子药（Frazier and Seely, 2013），这些药物通常刺激机体产生抗体和激活补体，导致免疫复合物沉积在肾小球引起炎症。剖检时看不到这些病变。剖检时梗死清晰可见，呈楔形的黄色区域，与周围正常红色肾组织有明显的边界，可累及肾皮质和髓质。如果外源性物质引发广泛血栓形成或其通过留置导管或

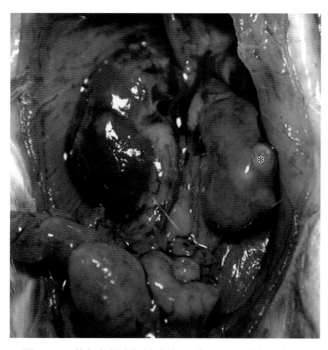

图 5.20　黄色左肾隆起的脓肿 *，提示小鼠的肾盂肾炎

经由其他形式的静脉输注给药，则可能会导致肾梗死。瘢痕组织（纤维化）进入缺血区域从而实现梗死的愈合。淀粉样物质是一种粉红色物质（刚果红染色阳性），仅能在光镜下进行诊断。犬给予金诺芬时（Greaves, 1998），肾可见淀粉样物质，这可能与慢性炎症有关。

透明小滴是嗜酸性的胞质内包涵体，通常发生在皮质肾小管，且仅在光学显微镜下可见。它们被认为是含蛋白质的脂质体（Hard et al., 1999）。成熟的雄性大鼠通常会有透明小滴，提示 α_z 微球蛋白的重吸收。很多药物可以诱发透明小滴肾病（即大量透明小滴蓄积），包括碳氢化合物、石油产品和十氢萘。外源性物质也可引起雌性大鼠肾透明小滴的形成，而小鼠偶见。

剖检时泌尿系结石形成（尿石症）很容易辨认，其特征是膀胱或肾盂内可见晶体或小石块（图 5.21）。某些药物（如磺胺类和喹诺酮类抗生素）从溶液中沉淀出来，产生结晶尿，随后往往形成泌尿系结石。影响尿液 pH 或造成脱水的药物可引起合用的药物形成尿晶体（Frazier and Seely, 2013），尿石或"石头"的存在可引起输尿管或尿道梗阻，造成尿液反流回肾和膀胱。这种病变被称为"肾盂积水"，其特征是由于肾组织萎缩，正常肾组织被一薄层正常肾组织包绕的大囊性液体肿块所代替。肾盂积水也是大鼠和小鼠常见的先天性病变，因此，通常与受试物不相关（图 5.22）。

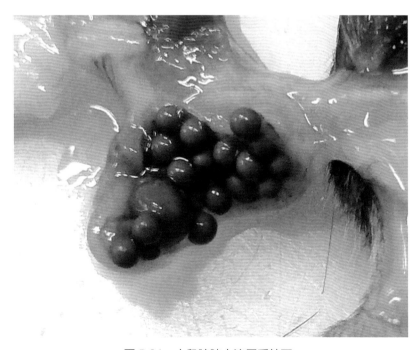

图 5.21　小鼠膀胱内泌尿系结石

肾乳头坏死是一种剖检时可见的严重病变，特征为黄色、坏死的髓质或肾乳头延伸到肾的肾盂。当髓质和肾乳头发生缺血性坏死时就会出现肾乳头坏死。最常见的原因是非甾体抗炎药（nonsteroidal anti-inflammatory drugs, NSAIDs），而环磷酰胺和造影剂也可能会引起类似病变。一般来说，血管紧张素转换酶（angiotensin-converting enzyme, ACE）抑制剂通过肾素 - 血管紧张素系统的长期刺激引起肾小球旁器细胞增殖（Greaves, 1998），但这种病变仅在光学显微镜下可见。剖检时可见肾矿化，即皮质表面可见白色斑点。肾矿化是一种常见的背景病变，但是给予维生素 D 类似物偶尔可能会观察到与受试物相关的肾矿化。肾常见色素沉着。脂褐

素蓄积可能与给予化合物（如苯二氮䓬类药物）相关（Owen et al., 1970）。药物诱导的红细胞破裂可使血红蛋白 / 铁 / 含铁血黄素在肾蓄积，肌肉变性和坏死产生的肌红蛋白也可以在肾小管蓄积。华法林（一种抗凝血药物）可引起血尿（尿中含血），但也可能出现泌尿系（肾）结晶 / 结石和膀胱炎（图 5.23）。胆红素出现于肾中可能是由于给予抑制胆红素的摄取和转运的药物，这使得皮质表面呈黄绿色。

肾和膀胱的肿瘤性改变包括起源于肾小管或膀胱上皮的良性腺瘤和恶性的癌。已有化合物或化学诱导的泌尿系统肿瘤的报道，包括 N - 乙基 - N - 羟乙基亚硝基诱导的肿瘤（Konishi et al., 2001）。环磷酰胺可引起肾和膀胱上皮的增生及肿瘤性改变（Greaves, 1998）。泌尿道的结缔组织肿瘤和先天性肾肿瘤（如肾母细胞瘤）也有报道。PPAR 激动剂引起尿路上皮细胞肥大和增生，可产生肿瘤（Tseng and Tseng, 2012）。

5.7　淋巴网状系统

根据对淋巴系统毒性的重要研究（Haley et al., 2005），除非白细胞计数、球蛋白、白蛋白 / 球蛋白比值、大体和显微镜下病理改变、脾及胸腺重量都进行了评估，否则不能确认潜在的药物免疫毒性。剖检时病理学家和专题负责人应确定淋巴器官是否存在肥大或萎缩。此外，确定给药组动物淋巴器官的形状、重量、颜

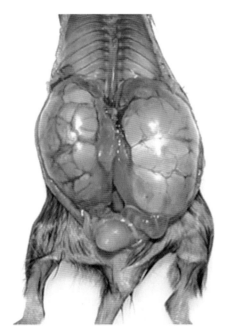

图 5.22　小鼠双侧肾盂积水

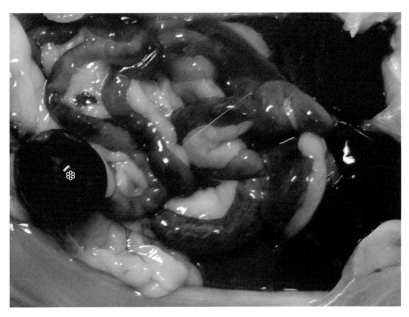

图 5.23　小鼠膀胱血尿 *

色或质地是否不同非常重要。应记住年轻动物的胸腺通常较大，而性成熟时则退化。小型猪的胸腺位于颈部，而豚鼠的胸腺延伸入胸腔。

剖检时脾大的特征是脾体积增大（戊巴比妥钠作为麻醉剂会导致所有种属动物脾严重淤血）。脾白髓增大通常由白髓增生或淋巴瘤所致，在剖检时可见（图5.24）。白髓细胞减少（即动脉周围淋巴鞘）时，切开脾几乎看不到白髓。被膜纤维化的特征是脾被膜增厚并有褶皱。剖检时可见脾梗死和坏死呈大片黄色的楔形区，延伸至切面。

剖检时肠系膜淋巴结和颌下淋巴结体积常增大，因为它们分别引流胃肠道和口腔的淋巴液。口腔暴露于大量的外来抗原，颌下淋巴结常常表现为反应性淋巴滤泡、生发中心和淋巴窦内浆细胞增多（浆细胞增多症），巨噬细胞增多（窦组织细胞增多症），以及体积增加。这些改变通常被认为是大多数啮齿类动物和犬研究的背景改变。

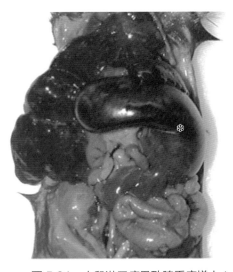

图 5.24　小鼠淋巴瘤导致脾重度增大 *

随着啮齿类动物、犬和非人灵长类动物老龄化，淋巴结会出现萎缩，这在大鼠和小鼠的致癌性实验中常见。黏膜相关淋巴组织（mucosal-associated lymphoid tissue, MALT）包括NALT、支气管相关淋巴组织（bronchus-associated lymphoid tissue, BALT；位于兔、大鼠、小鼠、犬和猪支气管黏膜下层）和肠道相关淋巴组织（gut-associated lymphoid tissue, GALT）。MALT通常位于黏膜表面，常表现为微观病变，如淋巴细胞减少或增生。肿瘤（尤其是淋巴瘤）常发生于MALT、GALT和BALT，剖检时可见增大和突出。

剖检时骨髓可呈黄色液态组织，提示没有红细胞前体细胞，可发生于给予免疫抑制的情况下，如抗癌治疗。因为许多抗癌药物（如环磷酰胺、环孢菌素A、他克莫司、雷帕霉素和选择性激酶抑制剂）会影响骨髓中快速分裂的细胞，所以骨髓常显示与受试物相关改变。显微镜下的改变包括所有或仅有一种特定细胞亚型的增加和（尤其是）减少，包括中性粒细胞、嗜酸性粒细胞和嗜碱性粒细胞。白细胞异常增多被称为白血病，可导致对感染的易感性增加。红细胞前体细胞的减少可引起贫血，而血小板减少会导致血小板减少症，继而引发出血倾向。氯霉素抑制所有骨髓成分，造成全血细胞减少症（Glaister, 1986）。

在分析淋巴系统中与受试物相关的效

应时，重要的是区分应激效应（可能导致淋巴细胞减少）和真正由药物诱导的淋巴器官效应。应激效应包括体重减轻、摄食量减少、胸腺重量减轻、肾上腺重量增加和应激白细胞象（中性粒细胞和单核细胞增多，淋巴细胞和嗜酸性粒细胞减少；Everds et al., 2013）。

淋巴瘤是常见的淋巴系统肿瘤，自发于老龄化CD-1、C57BL/6和B6C3F1小鼠，特征是腹部、胸部（图5.25）、胸腺和脾较大、白色、隆起的浅表淋巴结。Sprague Dawley大鼠也发生淋巴瘤，但发生率没有小鼠高（Frith, 1988）。其他造血系统肿瘤包括白血病、组织细胞肉瘤、

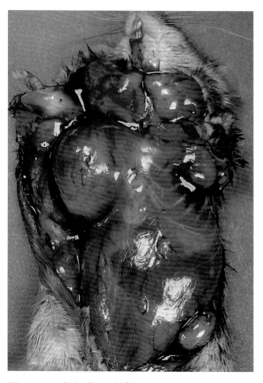

图5.25　小鼠淋巴瘤（颌下淋巴结、腋窝淋巴结和腹股沟淋巴结重度增大）

胸腺瘤和肥大细胞瘤。

5.8　肌肉骨骼系统

坏死是肌肉最常出现的与受试物相关的损伤，剖检时可见大片的黄褐色至白色区域。骨骼肌中可逆的细胞改变（变性）通常伴有再生，仅在光镜下可见，其由核位于中央的蓝色的新生肌纤维以及巨噬细胞吞噬变性的组织组成。许多外源性物质可以引起肌肉毒性，如硒、莫能菌素、PPARs（α）和他汀类药物（Westwood et al., 2008）。刺激性化合物如硫黏菌素可引起猪肌内注射部位周围肌肉的重度坏死。

剖检时可见肌细胞增大（肥大），表现为肌肉质量增加，可由生长因子和生长激素诱导产生（Prysor-Jones and Jenkins, 1980）。剖检时比光镜下更容易辨认肌肉萎缩。很少有化合物直接造成肌肉萎缩，但是，由于周围神经损伤，如六氯酚等导致肢体失去神经支配或使肢体不能活动的器械，将导致特定肌肉萎缩（通常是四肢肌肉）。横纹肌肉瘤是骨骼肌的一种恶性肿瘤，可以由某些致癌物诱导发生，但非常罕见。

剖检时可观察到骨骼增厚，看上去更硬，难以切片。骨质增生是指骨量的增加。这一改变可能是先天性的，或也可能由控制骨形成和重吸收的化合物引起（Vahle et al., 2013）。甲状旁腺激素可能会导致骨质增生（Vahle et al., 2002）。

骨萎缩或骨质疏松可见于皮质类固醇毒性和吡哆醇缺乏（Vahle et al., 2013）；这可能仅在骨组织病理学检查时可见。剖检时可能很难观察到骨坏死，除非有死骨片形成（即折断和孤立的坏死骨）。皮质类固醇和二膦酸盐可引起骨坏死（Jones and Allen, 2011）。

实验动物长骨（如股骨）骨折和骨痂形成可能由外伤引起，罕见与化合物相关。骨折的一般特征是剖检时可见骨折区域出现骨碎块、出血和肿胀。纤维性骨营养不良包括同时出现破骨细胞的骨吸收和浸润至骨髓腔内的纤维组织增加。该综合征最常见的原因是慢性肾衰竭（偶尔继发于外源性物质引起的肾衰竭）、甲状旁腺增生（图 5.26）、肿瘤形成和维生素 D 过

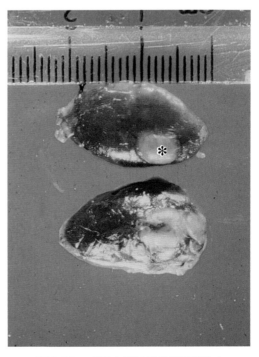

图 5.26　犬肾衰竭时甲状旁腺增生 *

量。剖检时可能会观察到纤维性骨营养不良，骨骼具有弹性并容易弯曲，但明确诊断必须通过骨的组织病理学检查。

剖检时关节炎症的特征是关节囊增厚，关节软骨出现溃疡区域。骨关节炎（关节炎症）通常不是受试物相关的疾病，但软骨变性往往是由外源性物质（如喹诺酮类）引起的（Burkhardt et al., 1990）。骨肿瘤包括骨瘤和骨肉瘤。骨肉瘤是一种浸润性肿瘤，在剖检时可见，可由甲状旁腺激素引起（Vahle et al., 2002）。剖检时可见一个大的骨肿胀，可转移至肺。软骨瘤和软骨肉瘤是软骨的肿瘤，剖检时可见，而衬覆关节囊的滑膜的滑膜肉瘤是一种罕见肿瘤。

5.9 心血管系统

实验动物心力衰竭可能难以发现，但往往引起舌头和黏膜发蓝（由于缺氧所致）、呼吸急促和广泛的水肿或液体蓄积。剖检时心脏往往增大，壁薄而松弛。剖检时很容易辨认增大的心脏，被称为"心肌病"。心脏通过增加心肌纤维的质量（肥大）以代偿增加的负荷，常见于训练有素的运动员，以及给予 α 和 β 受体阻滞剂和合成代谢类固醇治疗或处理的动物和人类（Sullivan et al., 1998）。据报道，老龄化、饥饿以及 ACE 抑制剂可导致心肌萎缩或心脏重量减轻（Isaacs, 1998）。

心包内异常的液体蓄积可能提示全身

性水肿，而血液蓄积于心包（心包积血）则常提示有出血倾向。在西方国家心血管疾病很常见，针对于此，开发出了许多作用于心血管的化合物以用于治疗该类疾病，尽管可能具有不良反应。虽然心脏的生理储备能力强，但心肌的毒性效应却很严重，因为心肌细胞坏死后不能再生。这意味着坏死的心肌细胞会通过纤维化或瘢痕组织进行愈合，导致心室扩张和心肌收缩性变差，从而可能会影响心脏的功能和收缩。

剖检时很容易看到心脏的发育异常如心脏缺损（室间隔缺损），并且与大鼠给予苯巴比妥和咖啡因有关（Isaacs, 1998）。许多药物对离子运动有影响，导致不规则的传导（如强心苷类），并引起严重的临床症状，如可导致死亡的心律失常。剖检时心脏改变不明显，死亡前的心电图检查可能有一定的参考价值。心脏需要大量的氧气来执行其功能，因此很容易受到缺氧的影响（可能引起心肌细胞坏死），这可能是由线粒体酶抑制剂（如氰化物）、化合物（如莫能菌素或阿霉素）以及血管活性胺（如去甲肾上腺素）诱导发生。最近开发的化合物（如酪氨酸激酶抑制剂）可引起心脏毒性（Chen et al., 2008）。心肌坏死区域常见钙化，表现为颜色发白并有沙砾感。

剖检时检查心脏瓣膜非常重要，特别是大型动物如犬和非人灵长类动物。给予犬可引起血液湍流的正性肌力药物和血管舒张剂（如肼苯哒嗪）处理可见房室瓣出血、炎症和纤维化（Isaacs, 1998）。食欲抑制剂如芬氟拉明可引起人类的瓣膜增厚（心内膜病；Connolly et al., 1997）。潜在的心脏损伤和血液湍流可能导致瓣膜血栓，这些血栓通常与留置的心脏导管有关，并可能导致感染，引起瓣膜疣赘状心内膜炎。心脏的脂褐素色素沉着（心脏呈棕色）多见于老龄动物，也可见于氯喹给药后。动物实验中心脏肿瘤罕见，但大鼠可自发生成施万细胞瘤，给予甲基亚硝基脲（methylnitrosourea, MNU）后也可诱发。心肌病是老龄化大鼠和小鼠的一种背景病变（参见第 4 章）。

血管系统受血液层流、湍流和黏度等因素的影响。剖检时很难发现血管系统的改变，但研究人员可能会发现静脉注射给药时颈静脉周围的出血和坏死，提示可能系血管刺激性或静脉注射技术欠佳造成的。剖检时水肿容易辨认（见第 3 章）。体位性水肿时四肢可见水样、凝胶状的皮下组织，按压皮肤出现凹陷，胸腔、腹腔以及心包内都有透明液体。高血压、淋巴回流受阻和低蛋白血症会导致组织中液体蓄积（水肿）。因此，引起低蛋白血症的药物（如引起肾衰竭和蛋白尿）以及其他如甘露醇（血管通透性增加）都将造成广泛性水肿。血管活性药物如麦角生物碱可引起血管收缩，从而可能引起肢体干性坏疽。干扰血小板功能和凝血（如肝素）的药物能够引起广泛出血。

血管的炎症被称为"动脉炎"或"血管炎"，除非损伤非常严重（如注射刺激性药物发生颈静脉血管周围炎症），否则剖检时不容易发现。血管炎可由药物（如磺胺类药物）引起（Isaacs, 1998）。血管壁增厚包括血管壁各层的增殖，可从给予磷酸二酯酶（phosphodiesterase, PDE）Ⅲ抑制剂和引起高血压药物的犬中观察到（Louden and Brott, 2013）。血管平滑肌中层坏死可以由血管活性药物如米诺地尔引起（Isaacs, 1998）。这些病变仅在光镜下可见。

血管系统的肿瘤罕见，但是 PPAR 可以诱导血管瘤和血管肉瘤（图 5.27；Hardisty et al., 2007），并且在剖检时很容易辨认，因为其具有特征性的血红色。血管内重复给药会导致毛发和皮肤碎片滞留在肺部，并在异物周围引起肉芽肿反应。最近，一些新的血浆生物标志物（如肌钙蛋白）提升了实验动物和人类心脏不良反应的诊断（无创性）和预后。此外，血管毒性的血生化生物标志物（如血管假性血友病因子、内皮素；Louden and Brott, 2013）也已有报道。

5.10　内分泌系统

机体内分泌腺（垂体、肾上腺、甲状腺、甲状旁腺和胰岛）协同工作，为各个器官提供反馈回路，控制生理过程。如肾上腺释放肾上腺素，从而保证了"应对或逃逸反应"。

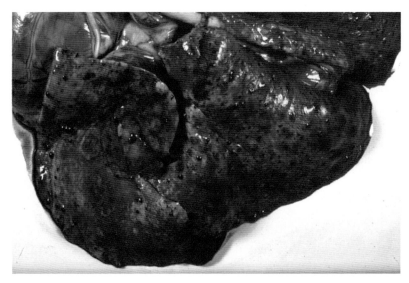

图5.27 犬肺可见小的、红色、隆起区域，提示脾血管肉瘤的转移

老龄化大鼠和小鼠特别是雌性大鼠，剖检时常见垂体增大，可压迫周围正常脑组织（图5.28）。许多垂体肿瘤细胞会产生催乳素，这可能导致大鼠和小鼠乳腺肿瘤的增加。垂体癌是一种浸润性较强的肿瘤，但在大鼠和小鼠中非常罕见。卵巢切除术、去势和给予口服避孕药可引起雌激素和睾酮生成减少，为了刺激产生更多的雌激素，垂体增大以产生更多的卵泡刺激素（follicle stimulating hormone, FSH）和黄体生成素（luteinising hormone, LH）。

剖检有时可见到甲状腺增大（图5.29）。增生和肥大是由于TSH长期过度刺激引起的，通常是因为T_3和T_4水平较低。这往往在甲状腺激素清除率增加的情况下发生，可继发于肝细胞微粒体酶的诱导（如给予苯巴比妥、苯二氮䓬和类固醇处理）。许多化合物可诱导甲状腺增生，包括卡比马唑和锂。剖检时专题负责人应

关注肝体积和重量的增加，进一步检查甲状腺（增大）和垂体（增大）。剖检时很难发现甲状腺增大，特别是啮齿类动物。然而，甲状腺重量的增加则是提示受试物引起甲状腺增生的一个良好指标。甲状腺变黑见于米诺环素给药，剖检时容易发现。甲状腺肿瘤包括滤泡腺瘤和滤泡癌。

在啮齿类动物剖检时几乎不可能发现甲状旁腺的改变，但在大型动物中可能发现甲状腺内增大的甲状旁腺。改变钙摄取的化合物会导致甲状旁腺中负责生成甲状旁腺激素的主细胞出现增生性病变。甲状旁腺增生性改变通常是由肾衰竭（特别是在老年雄性大鼠）、低钙饮食、辐射以及给予类固醇和降钙素引起的。

剖检时可以观察到肾上腺重量增加和体积增大。由于肾上腺脂质含量高且血管数目多，所以容易受外源性物质的毒性影响。肾上腺皮质增生性病变包括由促肾上

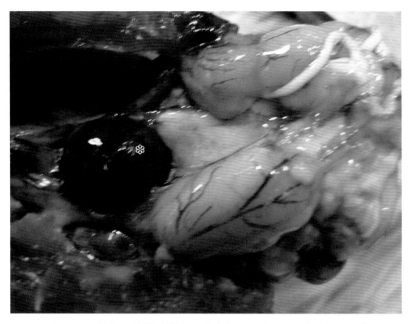

图 5.28　大鼠垂体腺瘤（在颅腔底部可见大的、深红色肿块＊）

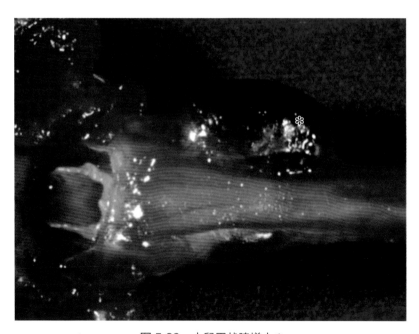

图 5.29　大鼠甲状腺增大＊

腺皮质激素（adrenocorticotropic hormone, ACTH）引起的增生和肥大。肾上腺萎缩是由于缺乏 ACTH 引起的，通常系给予皮质类固醇所致。空泡化（酮康唑、三芳基和其他化合物导致）和坏死是肾上腺皮质常见的受试物相关病变，但一般仅在光学显微镜下可见。肾上腺的肿块包括腺瘤和癌，在大鼠和小鼠中比较罕见。肾上腺髓质很少受化合物影响，但老龄化雄性大鼠常见嗜铬细胞瘤（髓质的肿瘤；图 5.30）。可引起肾上腺髓质增生和嗜铬细胞瘤的化合物包括利血平和维生素 D_3（Rosol et al., 2001）。

胰岛的病变只能在光学显微镜下观察到，包括空泡化（链脲霉素所致）和淀粉样物质沉积（非人灵长类动物可见）。四氧嘧啶和链脲霉素导致 β 细胞坏死，因此，经常用来建立糖尿病动物模型。环孢菌素 A 和锌螯合剂（Taylor, 2005）也可导致 β 细胞病变。剖检时可见胰岛增生性肿块，包括胰岛细胞瘤和胰岛细胞癌。天芥菜碱可引起大鼠 β 细胞腺瘤

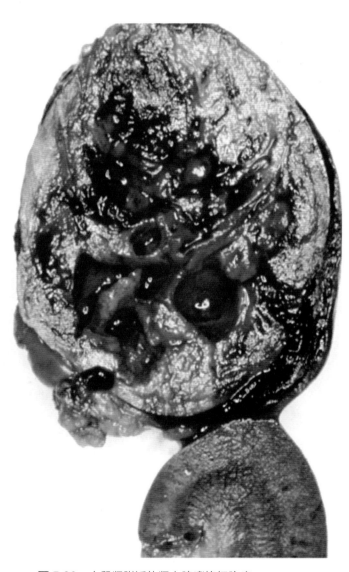

图 5.30　大鼠肾附近的肾上腺嗜铬细胞瘤

（Chandra et al., 2013）。

5.11　生殖系统

生殖系统中与受试物相关的发现通常预示着某一特定化合物开发的终止，因为人类的生育力被认为太脆弱以至于无法接受。在研究设计中生殖组织的性成熟很重要，因为如果一项研究在给药结束时动物仍处于性不成熟阶段，那么这种药物可能仍然存在生殖毒性的可能。与啮齿类动物（约 10 周龄性成熟）相比，这在犬和非人灵长类动物中是一个更大的问题。器官重量（尤其是睾丸和附睾）、精子分析、内分泌检测和生殖周期的数据可能比组织病理学更敏感。前列腺和精囊重量在评估药物相关毒性方面也很重要，可能比组织病理学检查更敏感。

睾丸重度萎缩在剖检时可见睾丸体积较小，但是睾丸生精小管内大多数病变只有在光学显微镜下可见（图 5.31）。生殖细胞变性是一种常见的药物诱导性改变，见于雄激素缺乏（Troiano et al., 1994）和应用细胞毒性抗癌药物。化合物诱导的改变还包括支持精原细胞的睾丸支持细胞的病变。

睾丸间质细胞增生性改变和肿瘤在老龄化大鼠中常见，但剖检时不可见，一般认为与人类无关。睾丸的腺瘤和癌有时是与化合物相关的，但一般而言，睾丸支持细胞肿瘤、精原细胞瘤和畸胎瘤比较罕见，与给予化合物无关。

卵巢方面，剖检时可见卵巢萎缩，表现为卵巢既小又硬。选择性雌激素受体调节剂（selective estrogen-receptor modulator, SERM）如三苯氧胺可引起卵巢萎缩（Rehm et al., 2007a）。剖检时容易观察到卵巢囊肿（图 5.32）。有时囊肿可以长得相当大，充满清亮的液体或血液。随啮齿类动物年龄增长，卵巢囊肿增加，但也与给药相关，即发生在 LH 中

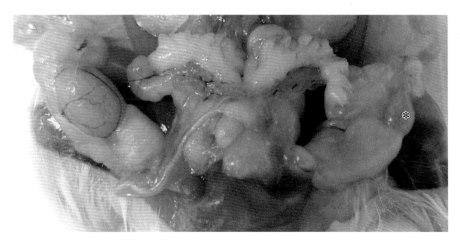

图 5.31　小鼠左侧睾丸萎缩 *

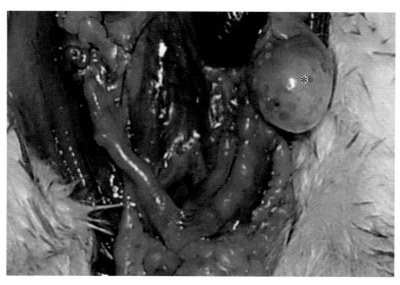

图 5.32　小鼠卵巢囊肿 *

断、雌激素生成增加和雄激素水平升高的情况下（Vidal et al., 2013）。

剖检时可以通过对卵巢表面隆起的小肿块进行计数，来判定黄体的增加和减少。溴隐亭给药后，由于抑制催乳素可见黄体增加（Rehm et al., 2007b）；血管生成抑制剂给药后，可见黄体增大伴有卵巢重量增加。卵巢的肿瘤不太可能与受试物相关，但卵巢系膜平滑肌瘤与 β 受体激动剂有关（Gopinath and Gibson, 1987）。

剖检时子宫的大体改变罕见，但可通过增厚、扭曲的输卵管发现囊性子宫内膜增生。此时子宫增大，伴有子宫内膜腺体扩张，往往见于老龄化小鼠和大鼠。犬囊性子宫内膜增生常与子宫积脓（子宫充满脓液）同时发生，这与孕激素处理相关。

长期使用雌激素化合物可诱导子宫增生性改变，包括子宫内膜息肉（特别是在老龄化大鼠和小鼠）、子宫内膜腺瘤、腺癌和平滑肌瘤。剖检时可见大鼠和小鼠过度泌乳，往往由妊娠或孕酮和雌激素处理所致。雄性大鼠给予雌激素化合物可引起其乳腺组织类似雌性大鼠的改变（组织学上），而雌性大鼠给予雄激素处理可引起雄性乳腺分化。增生、腺瘤、癌、纤维腺瘤（尤其是老龄化大鼠）（图 5.33）是常见的乳腺肿瘤，通常与受试物无关。

5.12　中枢和周围神经系统

人们对药物可能引起的神经系统不良反应比较关注，这意味着在动物研究中评估神经毒性的指导原则非常严格。由于中枢神经对葡萄糖和氧依赖性高，其脂质含量高，便于脂溶性化合物（如麻醉剂）透过血脑屏障并在大脑蓄积，且神经元如果损伤无法被替代，因此，中枢神经系统对毒性损伤非常敏感。大多数感觉和运动相关的通路将信息传递到丘脑，丘脑负责处

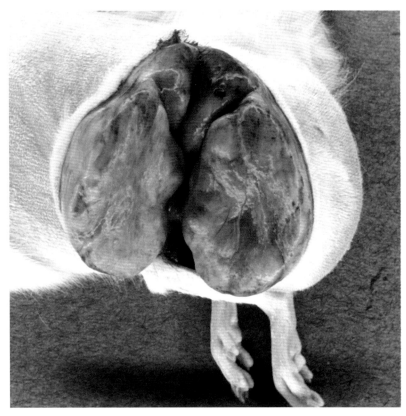

图 5.33　大鼠乳腺纤维腺瘤

理这些信息；大脑边缘系统（嗅叶、海马和下丘脑的连接）负责情绪、记忆和生殖行为；下丘脑负责内分泌功能；小脑与平衡有关；延髓控制生命中枢，如呼吸、心率和血压。建议对上述各部分脑组织以及外周神经（坐骨神经）的切片进行组织病理学检查。对外周神经采用树脂包埋、甲苯胺蓝染色切片，其形态学非常好。

　　研究中动物所表现的临床症状为判断受试物相关性病变可能位于中枢或外周神经系统提供了重要线索。脑血管内皮细胞紧密连接的增加，内孔和胞饮作用较少构成了血脑屏障，为防止血液中存在的内部和外部脑毒素进入脑内提供保护。中枢神经系统大多数改变需要在光学显微镜下观察，剖检时观察不到。病变包括神经元坏死、神经元空泡化（病理学家应确定是否为人为现象）、神经纤维变性和胶质细胞增生（胶质细胞在损伤区域周围聚集）。经常观察到神经元细胞质或细胞核或髓鞘内空泡化，通常是处理过程中产生的人为现象，因为缺乏炎症细胞和未累及脑双侧成对结构。限制或阻断脑血液后可观察到脑梗死。格子细胞是含有脂质的巨噬细胞，在损伤区域可见。

　　由于各种机制导致的缺氧可引起神经

元坏死。剖检时组织（如黏膜）可能呈蓝色（缺乏含氧的红色血液），而血液可能为棕色（硝酸盐中毒）或樱桃红色（一氧化碳中毒）。显微镜下观察染色质溶解，其特征是核偏位，神经元中尼氏小体边集，可由丙烯酰胺等化合物引起。动物存活期出现惊厥常常明确提示中枢神经系统毒性。士的宁可引起动物对噪声或强光出现强直性惊厥。肢体瘫痪或肢体拖拽提示有神经损伤。三乙基锡和六氯酚均可引起髓鞘损伤（髓鞘病）（Butt et al., 2013）。

脑膜炎病例剖检时可见脑表面有脓性物质（略带绿色、黄色脓液）。这种病变在毒性和安全性研究中少见，但如果化合物给药后导致严重的免疫抑制，脑膜被细菌如链球菌感染，也可发生脑膜炎。大脑内部或脑室留置导管可以通过将细菌引入无菌的脑环境而造成类似病变。头部倾斜可提示大脑的病变，共济失调和转圈提示小脑病变伴震颤。脑水肿和肿胀可导致昏迷和意识丧失。重金属（如铅和镉）可引起内皮细胞肿胀和血管渗漏增加，导致脑水肿。

剖检时很难发现脑肿瘤，因为它们往往嵌入脑组织中。中枢神经系统的增生性病变罕见，主要有星形胶质细胞瘤、少突胶质细胞瘤、颗粒细胞瘤和神经鞘瘤。给予1,1-二甲基肼可引起恶性神经鞘瘤。丙烯腈和环氧乙烷具有神经致癌性，可诱发中枢神经系统肿瘤（Buckley, 1998）。

5.13　耳

药物如氨基糖苷类抗生素（Imamura and Adams, 2003）、奎宁、水杨酸盐类和顺铂可造成内耳细胞如耳蜗毛细胞和前庭上皮细胞损伤。这种改变只能通过内耳的光学显微镜检查来确认。

（张妙红　林志　译，

王三龙　吕建军　校）

参考文献

Aguirre, S.A., Huang, W., Prasanna, G. and Jessen, B. (2009) Corneal neovascularization and ocular irritancy responses in dogs following topical ocular administration of an EP4-prostaglandin E2 agonist. *Toxicologic Pathology*, 37, 911–20.

Betton, G.R. (1998a) The digestive system. I: The gastrointestinal tract and exocrine pancreas. In: Turton, J. and Hoosen, J. (eds). Target Organ Pathology: A Basic Text, Taylor & Francis, London, pp. 29–60.

Betton, G.R. (1998b) The digestive system. II: The hepatobilliary system. In: Turton, J. and Hoosen, J. (eds). Target Organ Pathology: A Basic Text, Taylor & Francis, London, pp. 61–97.

Buckley, P. (1998) The nervous system. In: Turton, J. and Hoosen, J. (eds). Target Organ Pathology: A Basic Text, Taylor & Francis, London, pp. 273–310.

Burkhardt, J.E., Hill, M.A., Carlton, W.W. and Kesterson, J.W. (1990) Histologic and histochemical changes in articular cartilages of immature beagle dogs dosed with difloxacin, a fluoroquinolone. *Veterinary Pathology*, 27, 162–70.

Butt, M.T., Sills, R. and Bradley, A. (2013) Nervous system. In: Sahota, P.S., Popp, J.A., Hardisty, J.F. and Gopinath, C. (eds). Toxicologic Pathology: Nonclinical Safety Assessment, CRC Press, Boca Raton, FL, pp. 896–930.

Cattley, R.C., Popp, J.A. and Vonderfecht, S.L. (2013) Liver, gallbladder, and exocrine pancreas. In: Sahota, P.S., Popp, J.A., Hardisty, J.F. and Gopinath, C. (eds). Toxicologic Pathology: Nonclinical Safety Assessment, CRC Press, Boca Raton, FL, pp. 367–421.

Chandra, S.A., Nolan, M.W. and Malarkey, D.E. (2010) Chemical carcinogenesis of the gastrointestinal tract in rodents: an overview with emphasis on NTP carcinogenesis bioassays. Toxicologic Pathology, 38, 188–97.

Chandra, S., Hoenerhoff, M.J. and Peterson, R. (2013) Endocrine glands. In: Sahota, P.S., Popp, J.A., Hardisty, J.F. and Gopinath, C. (eds). Toxicologic Pathology: Nonclinical Safety Assessment, CRC Press, Boca Raton, FL, pp. 655–716.

Chen, M.H., Kerkel, R. and Force, T. (2008) Mechanisms of cardiac dysfunction associated with tyrosine kinase inhibitor cancer therapeutics. Circulation, 118, 84–95.

Clarke, J., Hurst, C., Martin, P., Vahle, J., Ponce, R., Mounho, B., Heidel, S., Andrews, L., Reynolds, T. and Cavagnaro, J. (2008) Duration of chronic toxicity studies for biotechnology-derived pharmaceuticals: is 6 months still appropriate? Regulatory Toxicology and Pharmacology, 25, 130–45.

Connolly, H.M., Crary, J.L., McGoon, M.D., Hensrud, D.D., Edwards, B.S., Edwards, W.D. and Schaff, H.V. (1997) Valvular heart disease associated with fenfluraminephentermine. New England Journal of Medicine, 337, 581–8.

Contrera, J.F., Jacobs, A.C. and Degeorge, J.J. (1997) Carcinogenicity testing and the evaluation of regulatory requirements for pharmaceuticals. Regulatory Toxicology and Pharmacology, 50, 2–22.

Diaz, D., Allamneni, K., Tarrant, J.M., Lewin-Koh, S.C., Pai, R., Dhawan, P., Cain, G.R., Kozlowski, C., Hiraragi, H., La, N., Hartley, D.P., Ding, X., Dean, B.J., Bheddah, S. and Dambach, D.M. (2012) Phosphorous dysregulation induced by MEK small molecule inhibitors in the rat involves blockade of FGF-23 signaling in the kidney. Toxicological Sciences, 125, 187–95.

Donald, S., Verschoyle, R.D., Edwards, R., Judah, D.J., Davies, R., Riley, J., Dinsdale, D., Lopez Lazaro, L., Smith, A.G., Gant, T.W., Greaves, P. and Gescher, A.J. (2002) Hepatobiliary damage and changes in hepatic gene expression caused by the antitumor drug ecteinascidin-743 (ET-743) in the female rat. Cancer Research, 62, 4256–62.

Elcock, L.E., Stuart, B.P., Wahle, B.S., Hoss, H.E., Crabb, K., Millard, D.M., Mueller, R.E., Hastings, T.F. and Lake, S.G. (2001) Tumors in long-term rat studies associated with microchip animal identification devices. Experimental and Toxicologic Pathology, 52, 483–91.

Ettlin, R.A., Kuroda, J., Plassmann, S. and Prentice, D.E. (2010) Successful drug development despite adverse preclinical findings part 1: processes to address issues and most important findings. Journal of Toxicologic Pathology, 23, 189–211.

Everds, N.E., Snyder, P.W., Bailey, K.L., Bolon, B., Creasy, D.M., Foley, G.L., Rosol, T.J. and Sellers, T. (2013) Interpreting stress responses during routine toxicity studies: a review of the biology, impact, and assessment. Toxicologic Pathology, 41, 560–614.

Ferguson, J. (2002) Photosensitivity due to drugs. Photodermatology, Photoimmunology & Photomedicine, 18, 262–9.

Frazier, K.S. and Seely, J.C. 2013. Urinary system. In: Sahota, P.S., Popp, J.A., Hardisty, J.F. and Gopinath, C. (eds). Toxicologic Pathology: Nonclinical Safety Assessment, CRC Press, Boca Raton, FL, pp. 421–84.

Frazier, K.S., Seely, J.C., Hard, G.C., Betton, G., Burnett, R., Nakatsuji, S., Nishikawa, A., Durchfeld-Meyer, B. and Bube, A. (2012) Proliferative and nonproliferative lesions of the rat and mouse urinary system. Toxicologic Pathology, 40(4 Suppl.), 14S–86S.

Frith, C.H. (1988) Morphologic classification and incidence of hematopoietic neoplasms in the Sprague-Dawley rat. Toxicologic Pathology, 16, 451–7.

Glaister, J.R. (1986) Principles of Toxicological Pathology, Taylor & Francis, London.

Gopinath, C. and Gibson, W.A. (1987) Mesovarian leiomyomas in the rat. Environmental Health Perspectives, 73, 107–13.

Grattagliano, I., Bonfrate, L., Diogo, C.V., Wang, H.H., Wang, D.Q. and Portincasa, P. (2009) Biochemical mechanisms in drug-induced liver injury: certainties and doubts. World Journal of Gastroenterology, 15, 4865–76.

Greaves, P. (1998) The urinary system. In: Turton, J. and Hoosen, J. (eds). Target Organ Pathology: A Basic Text, Taylor & Francis, London, pp. 89–126.

Greene, G.W. Jr, Collins, D.A. and Bernier, J.L. (1960) Response of embryonal odontogenic epithelium in the lower incisor of the mouse to 3-methylcholanthrene. *Archives of Oral Biology*, 1, 325–32.

Haley, P.J. (2003) Species differences in the structure and function of the immune system. *Toxicology*, 188, 49–71.

Haley, P., Perry, R., Ennulat, D., Frame, S., Johnson, C., Lapointe, J.M., Nyska, A., Snyder, P., Walker, D. and Walter, G.; STP Immunotoxicology Working Group. (2005) STP position paper: best practice guideline for the routine pathology evaluation of the immune system. *Toxicologic Pathology*, 33, 404–7.

Hard, G.C., Alden, C.L. and Bruner, R.H., 1999. Non-proliferative lesions of the kidney and lower urinary tract in rats. In: URG-1 Guides for Toxicologic Pathology, STP/ARP/AFIP, Washington, DC.

Hardisty, J.F., Elwell, M.R., Ernst, H., Greaves, P., Kolenda-Roberts, H., Malarkey, D.E., Mann, P.C. and Tellier, P.A. (2007) Histopathology of hemangiosarcomas in mice and hamsters and liposarcomas/fibrosarcomas in rats associated with PPAR agonists. *Toxicologic Pathology*, 35, 928–41.

Harkema, J.R. (1991) Comparative aspects of nasal airway anatomy: relevance to inhalation toxicology. *Toxicologic Pathology*, 19, 321–36.

Harkness, J.E. and Ridgway, M.D. (1980) Chromodacryorrhea in laboratory rats (Rattus norvegicus): etiologic considerations. *Laboratory Animal Science*, 30, 841–4.

Haschek, W.M., Rousseaux, C.G. and Wallig, M.A. (2010) Skin and oral mucosa. In: Haschek, W.M., Rousseaux, C.G. and Wallig, M.A. (eds). Fundamentals of Toxicologic Pathology, 2nd edn, Academic Press, New York, pp. 135–61.

Hirano, T., Manabe, T., Ando, K. and Tobe, T. (1992) Acute cytotoxic effect of cyclosporin A on pancreatic acinar cells in rats. Protective effect of the synthetic protease inhibitor E3123. *Scandinavian Journal of Gastroenterology*, 27, 103–7.

Imamura, S. and Adams, J.C. (2003) Changes in cytochemistry of sensory and nonsensory cells in gentamicin-treated cochleas. *Journal of the Association for Research in Otolaryngology*, 4, 196–218.

Ingram, A.J. (1998) The Inteumentary System. In: Turton, J. and Hoosen, J. (eds). Target Organ Pathology: A Basic Text, Taylor & Francis, London, pp. 1–28.

Isaacs, K.R. (1998) The cardiovascular system. In: Turton, J. and Hoosen, J. (eds). Target Organ Pathology: A Basic Text, Taylor & Francis, London, pp. 141–76.

Jones, L. and Allan, M. (2011) Animal models of osteonecrosis. *Clinical Reviews in Bone and Mineral Metabolism*, 9, 63–80.

Konishi, N., Nakamura, M., Ishida, E., Kawada, Y., Nishimine, M., Nagai, H. and Emi, M. (2001) Specific genomic alterations in rat renal cell carcinomas induced by N-ethyl-Nhydroxyethylnitrosamine. *Toxicologic Pathology*, 29, 232–6.

Lewis, D.J. and McKevitt, T.P. (2013) Respiratory system. In: Sahota, P.S., Popp, J.A., Hardisty, J.F. and Gopinath, C. (eds). Toxicologic Pathology: Nonclinical Safety Assessment, CRC Press, Boca Raton, FL, pp. 367–421.

Lewis, D.J., Williams, T.C. and Beck, S.L. (2014) Foamy macrophage responses in the rat lung following exposure to inhaled pharmaceuticals: a simple, pragmatic approach for inhaled drug development. *Journal of Applied Toxicology*, 34, 319–31.

Linton, A.L., Clark, W.F., Driedger, A.A., Turnbull, D.I. and Lindsay, R.M. (1980) Acute interstitial nephritis due to drugs: review of the literature with a report of nine cases. *Annals of Internal Medicine*, 93, 735–41.

Louden, C. and Brott, D. (2013) Cardiovascular system. In: Sahota, P.S., Popp, J.A., Hardisty, J.F. and Gopinath, C. (eds). Toxicologic Pathology: Nonclinical Safety Assessment, CRC Press, Boca Raton, FL, pp. 589–654.

Markovits, J.E., Betton, G.R., McMartin, D.N. and Turner, O.C. (2013) Gastrointestinal tract. In: Sahota, P.S., Popp, J.A., Hardisty, J.F. and Gopinath, C. (eds). Toxicologic Pathology: Nonclinical Safety Assessment, CRC Press, Boca Raton, FL, pp. 257–313.

Oesch, F., Fabian, E., Oesch-Bartlomowicz, B., Werner, C. and Landsiedel, R. (2007) Drugmetabolizing enzymes in the skin of man, rat, and pig. *Drug Metabolism Reviews*, 39, 659–98.

Owen, G., Smith, T.H. and Agersborg, H.P. Jr. (1970) Toxicity of some benzodiazepine compounds with CNS activity. *Toxicology and Applied Pharmacology*, 16, 556–70.

Patyna, S., Arrigoni, C., Terron, A., Kim, T.W., Heward, J.K., Vonderfecht, S.L., Denlinger, R., Turnquist, S.E. and Evering, W. (2008) Nonclinical safety evaluation of sunitinib: a potent inhibitor of VEGF, PDGF, KIT, FLT3, and RET receptors. *Toxicologic Pathology*, 36, 905–16.

Prysor-Jones, R.A. and Jenkins, J.S. (1980) Effect of excessive secretion of growth hormone on tissues of the rat, with particular reference to the heart and skeletal muscle. *Journal of Endocrinology*, 85, 75–82.

Reasor, M.J., Hastings, K.L. and Ulrich, R.G. (2006) Drug-induced phospholipidosis: issues and future directions. *Expert Opinions in Drug Safety*, 5, 567–83.

Rehm, S., Stanislaus, D.J. and Williams, A.M. (2007a) Estrous cycle-dependent histology and review of sex steroid receptor expression in dog reproductive tissues and mammary gland and associated hormone levels. *Birth Defects Research. Part B, Developmental and Reproductive Toxicology*, 80, 233–45.

Rehm, S., Stanislaus, D.J. and Wier, P.J. (2007b) Identification of drug-induced hyper- or hypoprolactinemia in the female rat based on general and reproductive toxicity study parameters. *Birth Defects Research. Part B, Developmental and Reproductive Toxicology*, 80, 253–7.

Remuzzi, G. and Perico, N. (1995) Cyclosporine-induced renal dysfunction in experimental animals and humans. *Kidney International. Supplement*, 52, S70–4.

Rosol, T.J., Yarrington, J.T., Latendresse, J. and Capen, C.C. (2001) Adrenal gland: structure, function, and mechanisms of toxicity. *Toxicologic Pathology*, 29, 41–8.

Roth, F.D., Quintar, A.A., Echevarria, E.M.U., Torres, A.I., Aoki, A. and Malonaldo, C.A.

(2007) Budesonide effects on Clara cell under normal and allergic inflammatory conditions. *Histochemistry and Cell Biology*, 127, 55–68.

Samberg, M.E., Oldenburg, S.J. and Monteiro-Riviere, N.A. (2010) Evaluation of silver nanoparticle toxicity in skin in vivo and keratinocytes in vitro. *Environmental Health Perspectives*, 118, 407–13.

Strocchi, P., Dozza, B., Pecorella, I., Fresina, M., Campos, E. and Stirpe, F. (2005) Lesions caused by ricin applied to rabbit eyes. *Investigative Ophthalmology & Visual Science*, 46, 1113–16.

Suarez, C.J., Dintzis, S.M. and Frevert, C.W. (2012) Respiratory. In: Treuting, P.M. and Dintzis, S. (eds). Comparative Anatomy and Histology: A Mouse and Human Atlas, Elsevier, Amsterdam, pp. 121–34.

Sullivan, M.L., Martinez, C.M., Gennis, P. and Gallagher, E.J. (1998) The cardiac toxicity of anabolic steroids. *Progress in Cardiovascular Diseases*, 41, 1–15.

Tadokoro, T., Rouzaud, F., Itami, S., Hearing, V.J. and Yoshikawa, K. (2003) The inhibitory effect of androgen and sex-hormone-binding globulin on the intracellular cAMP level and tyrosinase activity of normal human melanocytes. *Pigment Cell Research*, 16, 190–7.

Taylor, C.G. (2005) Zinc, the pancreas, and diabetes: insights from rodent studies and future directions. *Biometals*, 18, 305–12.

Ten Hagen, K.G., Balys, M.M., Tabak, L.A. and Melvin, J.E. (2002) Analysis of isoproterenolinduced changes in parotid gland gene expression. *Physiological Genomics*, 8, 107–14.

Thoolen, B., Ten Kate, F.J., van Diest, P.J., Malarkey, D.E., Elmore, S.A. and Maronpot, R.R. (2012) Comparative histomorphological review of rat and human hepatocellular proliferative lesions. *Journal of Toxicologic Pathology*, 25, 189–99.

Troiano, L., Fustini, M.F., Lovato, E., Frasoldati, A., Malorni, W., Capri, M., Grassilli, E., Marrama, P. and Franceschi, C. (1994) Apoptosis and spermatogenesis: evidence from an in vivo model of testosterone withdrawal in the adult rat. *Biochemical and Biophysical Research Communications*, 202, 1315–21.

Tseng, C.H. and Tseng, F.H. (2012) Peroxisome

proliferator-activated receptor agonists and bladder cancer: lessons from animal studies. *Journal of Environmental Science and Health. Part C, Environmental Carcinogenesis & Ecotoxicology Reviews*, 30, 368–402.

Vahle, J.L., Sato, M., Long, G.G., Young, J.K., Francis, P.C., Engelhardt, J.A., Westmore, M.S., Linda, Y. and Nold, J.B. (2002) Skeletal changes in rats given daily subcutaneous injections of recombinant human parathyroid hormone (1-34) for 2 years and relevance to human safety. *Toxicologic Pathology*, 30, 312–21.

Vahle, J.L., Leininger, J.R., Long, P.H., Hall, D.G. and Ernst, H. (2013) Bone, muscle and tooth. In: Sahota, P.S., Popp, J.A., Hardisty, J.F. and Gopinath, C. (eds). Toxicologic Pathology: Nonclinical Safety Assessment, CRC Press, Boca Raton, FL, pp. 561–88.

Vidal, J.D., Mirsky, M.L., Colman, K., Whitney, K.M. and Creasy, D.M. (2013) Reproductive system and mammary gland. In: Sahota, P.S., Popp, J.A., Hardisty, J.F. and Gopinath, C. (eds). Toxicologic Pathology: Nonclinical Safety Assessment, CRC Press, Boca Raton, FL, pp. 717–830.

Westwood, F.R., Duffy, P.A., Malpass, D.A., Jones, H.B. and Topham, J.C. (1995) Disturbance of macrophage and monocyte function in the dog by a thromboxane receptor antagonist: ICI 185,282. *Toxicologic Pathology*, 23, 373–84.

Westwood, F.R., Scott, R.C., Marsden, A.M., Bigley, A. and Randall, K. (2008) Rosuvastatin: characterization of induced myopathy in the rat. *Toxicologic Pathology*, 36, 345–52.

Wilson, D.V. and Walshaw, R. (2004) Postanesthetic esophageal dysfunction in 13 dogs. *Journal of the American Animal Hospital Association*, 40(6), 455–60.

Wojcinski, Z.W., Andrews-Jones, L., Aibo, D.I. and Dunstan, R. (2013) Skin. In: Sahota, P.S., Popp, J.A., Hardisty, J.F. and Gopinath, C. (eds). Toxicologic Pathology: Nonclinical Safety Assessment, CRC Press, Boca Raton, FL, pp. 831–94.

Xiao, K., Li, Y., Luo, J., Lee, J.S., Xiao, W., Gonik, A.M., Agarwal, R.G. and Lam, K.S. (2011) The effect of surface charge on in vivo biodistribution of PEG-oligocholic acid based micellar nanoparticles. *Biomaterials*, 32, 3435–46.

Young, J.T. (1981) Histopathological examination of the rat nasal cavity. *Fundamental and Applied Toxicology*, 1, 309–12.

第6章 临床病理学

Barbara von Beust

Independent consultant, Winterthur, Switzerland

学习目的

- 了解血液学。
- 了解临床生化学。
- 了解尿液分析。
- 了解生物标志物和器官重量的意义。
- 了解毒理病理学中临床病理学指标。

临床病理学是通过检查血液、组织和体液来研究动物疾病的一门学科。在临床前安全性研究中，临床病理学主要关注动物存活期的参数，而解剖病理学则是终点评估的金标准。存活期评估与受试物相关效应的最常用的组织是血液及其成分，因此，本章将详细阐述传统临床病理学中相对容易获得的、动态变化的、维持生命体液的特征。其他体液，如尿液、脑脊液和支气管肺泡灌洗液也可用于临床病理学检查，一般检测分析物及其他参数（Tomlinson et al., 2013）。非传统临床病理学应用可参阅 Jordan 等（2014）发表的文章。

动物存活期其他评估与受试物相关效应的重要参数是很基本的，包括摄食量和体重的增加或减少。在研究结束时，器官重量也可为化合物对组织的效应提供有用的信息。

6.1 研究阶段和药物非临床研究质量管理规范下的临床病理学

临床病理学数据的收集是研究的一个组成部分，不仅需要周密的计划（包括采血时间点的安排、建议的采样量以及参数等内容），还需要有一个专业的、有能力的实验室来进行分析，包括质量控制和质量保证。对所得到数据的评估最好由受过临床病理学各方面培训的专家来进行。通常建议研究人员咨询或指定一名兽医临床病理学专家来进行数据评估（Tomlinson et al., 2013）。

6.1.1 分析前阶段：实验方案

分析前阶段包括某一特定研究的整体计划，确定动物种属、性别、数量、采血时间表，列出需要检测的参数和使用的仪器设备（Hall and Everds, 2003; Jordan et al., 2014; Braun et al., 2015）。分析前阶段的所有方面都可能影响所收集数据的有效性和科学意义（Gunn-Christie et al., 2012; Vap et al., 2012）。例如，从小型动物种属，如小鼠、大鼠，甚至猴过度采血会引起骨髓的代偿性反应，以补充失去的血量。这可能影响数据分析的统计学相关性［如标准血液学参数中的红细胞总量，包括网织红细胞数量和骨髓髓系（粒细胞）与红系（红细胞）（M∶E）比值（NC3Rs，2016）］。采血前的麻醉也会影响临床病理学的检测结果（Bennett et al., 2009）。

不规范的采血方法和（或）由培训不足的工作人员进行采血可导致诸如溶血（红细胞破裂并释放其内容物到周围液体）等人为现象，从而影响整个数据集，并产生可引起某些参数改变（如白细胞计数）的动物应激相关性改变，再次影响数据的准确性（Gunn-Christie et al., 2012; Vap et al., 2012）。

在分析前阶段可能产生一些人为现象，如因从非常年轻或小型动物采血困难而导致样本部分凝固、不充分抽吸技术（导致溶血）、采血管选择不当等，导致抗凝剂与采血量之间比例不合适（Gunn-Christie et al., 2012）。最重要的是要正确记录任何可能在以后导致临床病理学数据出现偏差的事件。

建议研究人员请临床病理学家参与最终实验方案的审阅，包括给药期结束时每只动物允许的采血总量、采血管的类型、根据研究目的选取最有科学意义的分析物

指标、适当的样品储存和运输条件（常温或冷藏，采血至分离血清的时间等）。此外，在研究开始之前应讨论和确定标准操作规程，如采血顺序的随机性和动物禁食等（Tomlinson et al., 2013）。

通常将全血收集于普通采血管（血清是血液凝固离心后得到的无色液体）用于检测生化指标。在某些情况下，首选的做法是将血液收集到含有肝素锂的采血管中，并检测肝素抗凝血浆（血浆是血液和抗凝剂混合离心后得到的无色液体）的生化指标。血清和肝素抗凝血浆之间可能存在微小差异（血浆中有纤维蛋白原），但验证方法和参考范围应建立在相关基质上。基质包括可能会影响检测性能的某一特定种属血液成分的所有特性，如血清颜色会影响光度计测定的结果。通常，这是一个不确定的影响因素，当作为标准与特定种属特异性样本进行比较时，结果会产生偏差。检测血液学指标，首选的抗凝剂是乙二胺四乙酸（ethylenediaminetetraacetic acid, EDTA）。对于凝血检测，则首选柠檬酸盐。

如果计划使用人类专用的试剂盒（如用于生物标志物），应允许实验室有足够的时间来适当验证此类检测（Jensen and Kjelgaard-Hansen, 2006），并且应该准备给药前血液标本，以便充分解释潜在的受试物相关性改变。

6.1.2　分析阶段：数据生成

分析阶段包括临床病理学数据的生成（即测定所有参数和分析物）（Tomlinson et al., 2013）。该阶段还包括适当的实验室管理规范，如方法验证以及所有检测方法与仪器的定期（如每天、每月）质量控制（Flatland et al., 2014; Camus et al., 2015）。在临床前研究分析阶段的检测人员应该接受全面的培训，包括所有仪器的操作与其仪器标记（错误信息）的解释，以及后续工作，如血液学检查中评估血涂片，或通过了解凝血级联反应，包括内源性、外源性和共同途径以解决凝血检测中的问题（Tomlinson et al., 2013）。

虽然一些临床病理学仪器制造商会宣传他们的仪器非常容易使用，但仍然需要让仪器操作人员接受充分的培训。

6.1.3　分析后阶段：数据解释和报告

分析后阶段包括对所有检测参数的实际评估和报告（Tomlinson et al., 2013）。评估临床病理学数据的人员应受过识别潜在人为现象或实验室误差的培训，并且应该充分了解生理学、药理学和病理学背景下与受试物相关改变的毒理学意义。

剩余样品的储存是分析后管理的一个重要组成部分，包括冰箱的管理和详细的冰箱使用记录。剩余样品非常重要，不仅可以作为备份用于确认可疑结果或增加新的参数，而且可用于验证（Flatland et al.,

2014）。

总之，高度标准化［如仔细更新的标准操作规程（standard operating procedures, SOP）］有助于减少人为现象和差异，从而对实验数据做出高效和有科学意义的解释。显然，临床病理学的 3 个阶段是相互依赖的，且必须相互协调，最好同时配备一名合格的临床病理学家（图 6.1；Tomlinson et al., 2013）。

6.1.4　药物非临床研究质量管理规范

药物非临床研究质量管理规范（Good Laboratory Practice, GLP）标准适用于临床病理学实验室。应建立所有常规程序的 SOP。重要的是，临床病理学设备产生大量的原始数据。这些数据的处理包括转移、制表、统计分析和最终归档，这些都必须遵循经过验证的程序，包括对任何实验室信息管理系统（laboratory informatics management systems, LIMS）和软件的验证。详细信息可参阅 FDA（2015）的有关规定。

6.2　临床病理学检测项目

血液的基础成分主要由水构成，根据抗凝（血浆）或凝固血液（血清）与血液细胞组分分离而相应地称为"血浆"或"血清"（图 6.2）。血清是用于检测生化学参数（如电解质、矿物质和代谢产物）的浓度和酶活性的主要基质。很多分析物可以提供某些组织和器官（如心脏、

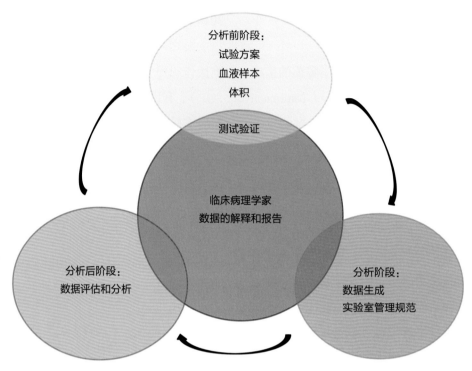

图 6.1　临床病理学的 3 个阶段

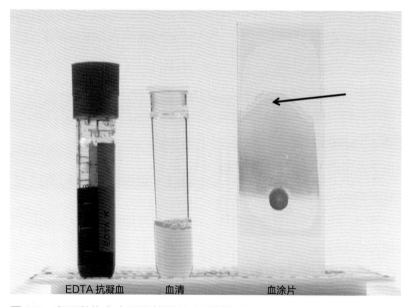

图 6.2　毒理学临床病理学检测的主要材料是用于血液学检测的抗凝全血（如 EDTA 抗凝血）、用于临床生化学检测的凝固的全血离心后所收集的血清，以及用于显微评估并定量和定性验证红细胞、白细胞和血小板 Wright‑Giemsa 染色的血涂片。箭头所指的羽状边缘部位，可以优先用于观察血小板团块或非典型细胞

肝、肾）的快速变化的生理学或病理学信息。相反，血液中的细胞成分［即红细胞、白细胞和血小板（血栓细胞）］是基于整个抗凝血中的计数及其在血涂片中的形态学特征来评估的（图 6.2）。血细胞数量的增加或减少可以提供潜在的与受试物相关效应的重要信息，例如失血、造血作用（骨髓中的血细胞形成）的抑制和炎症反应。此外，形态学的改变可能表明骨髓成熟受到干扰或代谢效应（如磷脂质沉积）。表 6.1~6.4 列出了应在毒理学研究中评估的标准参数（Tomlinson et al., 2013）。值得注意的是，标准参数存在一些种属特异性差异。例如，大鼠和犬丙氨酸氨基转移酶（alanine aminotransferase, ALT）和天冬氨酸氨基转移酶（aspartate Aminotransferase, AST）活性升高提示潜在的肝毒性，而在猪中，山梨醇脱氢酶（sorbitol dehydrogenase, SDH）活性增加对肝毒性更具特异性（Tomlinson et al., 2013）。

溶血、脂血和黄疸的干扰

溶血（破裂的红细胞）、脂血（血液中脂肪分子）和黄疸（由于血液高胆红素水平引起的组织变黄）是相对常见的改

表 6.1　常规毒理学研究推荐的血液学参数

参数	单位
红细胞总量	
血细胞比容	%
血红蛋白浓度	g/L
红细胞计数	10^{12}/L
指标	
平均红细胞容积（MCV）	fl
平均红细胞血红蛋白含量（MCH）	pg
平均红细胞血红蛋白浓度（MCHC）	g/L
网织红细胞计数	
红细胞分布宽度（RDW）	%
白细胞总数	10^9/L
白细胞分类计数（仅绝对计数）	
中性粒细胞	10^9/L
淋巴细胞	10^9/L
单核细胞	10^9/L
嗜酸性粒细胞	10^9/L
嗜碱性粒细胞	10^9/L
大未分类细胞（LUCs）	10^9/L

表 6.2　常规毒理学研究中推荐的凝血参数

参数	单位
凝血酶原时间（PT）	s
活化部分凝血活酶时间（APTT）	s
血小板计数	10^9/L
纤维蛋白原	mg/L

表 6.3　常规毒理学研究中推荐的血清生化学分析物

分析物	单位
酶	
天冬氨酸氨基转移酶（AST）	U/L
丙氨酸氨基转移酶（ALT）	U/L
山梨醇脱氢酶（SDH）（小型猪）	U/L
谷氨酸脱氢酶（GLDH）（小型猪）	U/L
碱性磷酸酶（ALP）	U/L
γ- 谷氨酰转移酶（GGT）（啮齿类动物）	U/L
肌酸激酶（CK）	
代谢产物	
总胆红素	μmol/L
葡萄糖	mmol/L
尿素	mmol/L
肌酐	μmol/L
甘油三酯	mmol/L
总胆固醇	mmol/L
总蛋白	g/L
白蛋白	g/L
白蛋白∶球蛋白比值	
电解质	
钠	mmol/L
钾	mmol/L
氯	mmol/L
总钙	mmol/L
磷	mmol/L

表 6.4　常规毒理学研究推荐的尿液分析参数

参数	单位
体积	ml
颜色	肉眼所见
澄清度	肉眼所见
比重	
pH	
葡萄糖	–, +, ++, +++
蛋白质	–, +, ++, +++
隐血	–, +, ++, +++
酮体	–, +, ++, +++
胆红素	–, +, ++, +++

变，可为偶发性，也可与受试物相关。凝固血和抗凝血离心后，血浆或血清可见颜色改变（图 6.3）。这种颜色改变应自始至终被仔细记录，因为它们可为分析前问题或分析关注点提供重要信息。例如，由于采血操作不理想而导致的溶血需要更换采血方案，而由于受试物相关效应（如伴随红细胞总量的减少）引起的溶血需要进行体外溶血试验。采血前不久摄食可能导致脂血，故需要在采血前禁食。另外，与受试物相关的脂血可以提示代谢改变。最后，黄疸提示胆红素浓度增加（如由重度溶血或潜在的肝胆功能障碍引起）。溶血、脂血和黄疸都会干扰一些分析检测。每个实验室应根据其使用的检测方法建立自己的潜在干扰因素目录。

6.3　血液学

血液学主要评估血液中细胞组分的定

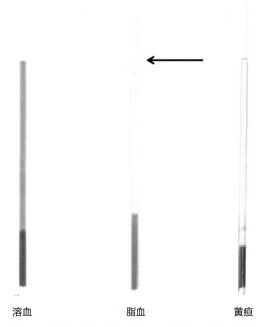

溶血　　脂血　　黄疸

图 6.3　微量血细胞比容管可见溶血、脂血（箭头指示离心后的小脂肪层）和血浆层显著的黄疸。这种颜色改变可能是偶发性或与处理相关，并可能干扰分析检测（资料来源：维也纳兽医大学 Ilse Schwendenwein 博士提供）

性和定量性质。定性或形态学方面包括不同细胞群成熟状态的识别（例如，多染性，即不同染色的红细胞；左移，即未成熟的中性粒细胞的释放）、毒性改变或活化迹象［如中性粒细胞、淋巴母细胞、大未分类细胞（LUCs）］和其他形态学改变（如磷脂质沉积中的胞质内空泡）。有3个主要的细胞群，代表起源于骨髓的发育谱系：红细胞、白细胞和血小板。

关于血细胞形态学或定量方面更详细的信息，建议参考标准兽医血液学文献［如 Weiss and Wardrop（2010）出版的专著］。

6.3.1　血液学的手工和自动化技术

在过去的十年中，配备了临床前研究所用大多数种属的种属特异性软件的自动化血液分析仪，已成为大多数实验室的标配。虽然这些仪器可以提供可靠和一致的结果，但由于分析前阶段发生事件或生物学异常导致的错误需要操作人员熟悉传统的手工血液学操作。他们必须能够通过替代方法评估红细胞、白细胞计数来确认仪器标记或错误警告所指示的异常结果，并评价血涂片的形态学改变，包括常见的人为现象，如血小板团块。

6.3.2　血细胞比容与红细胞总量

血细胞比容或红细胞压积（packed cell volume, PCV）是对全血或抗凝血液相的细胞成分的量化指标（图6.3）。仪器生成数据的标准术语是"血细胞比容"，是由流式细胞术测定的平均红细胞容积（MCV）和红细胞计数外推而来。

手动方法是离心分离细胞和血浆后，在微量血细胞比容管中测定 PCV（图6.3）。作为一个功能更强的单位，红细胞总量应包括提供外周血总携氧能力信息的所有参数，包括血细胞比容/PCV、红细胞计数（包括网织红细胞计数）、血红蛋白浓度和指标（参见 6.3.3.1 内容）。红细胞总量的减少通常伴随着血细胞比容/PCV、红细胞计数和血红蛋白浓度的降低，而网织红细胞数和指标可以根据减少的起源和病理生理学而有所不同。

6.3.3　血细胞

6.3.3.1　红细胞

哺乳动物红细胞是双面下凹的、盘状无核细胞，负责运输血红蛋白（该蛋白负责在肺内结合氧并将其运送至组织）。氧结合是由铁介导的，铁是一种潜在的高度氧化和毒性元素，其包含在卟啉环内，由4个球蛋白分子固定。当评估不同情况下受试物对红细胞总量的相关效应时，需要对血红蛋白合成和功能有一个基本了解。［详情参阅 Weiss 和 Wardrop（2010）出版的专著］。

成熟动物的红细胞起源于骨髓中的红细胞生成岛，其位于松质骨的骨髓腔中。幼红细胞是最早的前体细胞，是一种大的嗜碱性细胞，细胞质丰富呈深蓝色，细胞核大，有一个核仁。转铁蛋白受体在成熟的红系前体细胞中表达，允许铁的转运和血红蛋白的合成，这使得后期阶段的红细胞在常规染色中细胞质橙红色着色增强。随着红细胞进一步成熟及血红蛋白合成增多，细胞体积变小。同时，细胞核不断固缩，直到在晚幼红细胞内只残留一个小的、致密、圆形、深蓝色或黑色的凋亡小体。在网织红细胞或嗜多染未成熟红细胞释放到外周血液循环之前，凋亡细胞核排出并被巨噬细胞吞噬。未成熟的红细胞仍然可能含有一些残留的 RNA，在常规染色时会略带蓝色（多染性）（图 6.4）。术语 "网织红细胞" 一词来源于新亚甲蓝染色（显示核糖体网络）后的这种年轻红细胞的外观，呈网状结构。检查新亚甲蓝染色血涂片是评估网织红细胞的传统方法（图 6.4；Weiss and Wardrop, 2010）。

在急性需求的情况下，如急性出血或密集采血后，未成熟红细胞的释放会加速，导致血涂片中可见网织红细胞或嗜多染红细胞数量增加，甚至血涂片中可见有核红细胞（nucleated red blood cell, nRBC）或晚幼红细胞。此外，由于需求的增加，释放出的未成熟前体细胞比成熟红细胞体积大，所以平均红细胞容积（mean cellular volume, MCV）将会增加，红细胞分布宽度（red cell distribution width, RDW）也将会扩大甚至出现双相性（图 6.4）。

现代血液分析仪是根据可染色细胞质中 RNA 的绝对和相对数量（占红细胞总数的比值）来报告网织红细胞。此外，也报告 nRBC。通常，再生血液学指标伴随着 MCV 的增加，表现为血涂片中的红细胞大小不等（细胞大小的变化），这是由于未成熟红细胞稍大，因此，存在不同大小的红细胞。在毒理学临床病理学背景下，这种情况通常被认为是对失血的正常生理学反应（图 6.4）。

单个红细胞的大小和血红蛋白含量通过以下指标进行评估：MCV、平均红细胞血红蛋白含量（mean cell haemoglobin, MCH）和平均红细胞血红蛋白浓度（mean cell haemoglobin concentration, MCHC）。最近，一个新的参数，RDW 也被用于现代血液分析仪检测，以直方图的形式显示不同大小红细胞的分布频率。由于出现较大（巨红细胞）的未成熟红细胞，再生红细胞指标通常表现为 MCV 和 RDW 的增加（图 6.4）。根据血红蛋白合成中铁的可用性，MCH 和 MCHC 可略低，尤其是在慢性进行性炎症过程中（如慢性疾病导致的贫血）。

如果在存活期观察到失血部位不明显，或者为了分析目的过量采血，则应检查凝血指标以寻找可能的解释（如凝血功能障碍导致出血和失血）。

6.3.3.2　白细胞

白细胞负责抗原特异性（淋巴细胞）和非特异性（粒细胞、单核细胞）抵御传染性病原体。虽然粒细胞的胞质颗粒具有细胞毒性和血管活性物质（过氧化物酶、组胺和其他物质），但粒细胞也能够吞噬

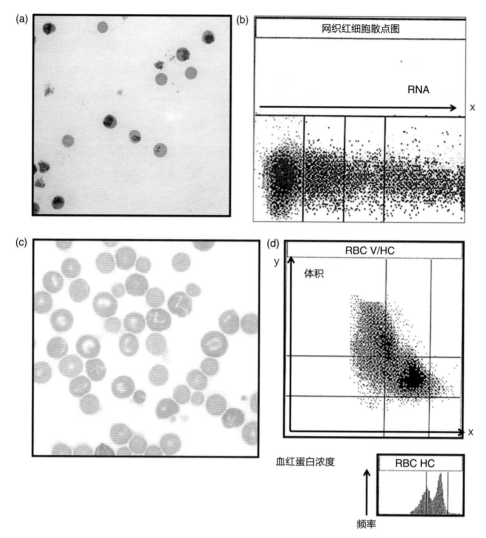

图 6.4　网织红细胞数目增加提示骨髓造血功能活跃，是对中度或过度采血、出血或溶血造成的失血的生理性反应

（a）传统上，网织红细胞通过活体染色才可观察，如新亚甲蓝染色，该方法使得残余核糖体和 RNA 的网状结构可见；（b）在血液分析仪中，网织红细胞通过其残余的 RNA（没有细胞核）（x 轴）鉴定，大量未成熟网织红细胞位于最右侧；（c）在 Wright-Giemsa 染色的血涂片中，幼稚的红细胞特征是直径较大（红细胞大小不等），中心不苍白，以及略带蓝色，称为"多染性"；（d）在分析仪中，这些细胞通常体积较大（y 轴），血红蛋白浓度较低（x 轴）。非常明显的反应中，实际上可能有两种红细胞群，分别具有正常和较低的血红蛋白浓度（x 轴）（资料来源：维也纳兽医大学 Ilse Schwendenwein 博士提供）

细菌——这也是活化的单核细胞或巨噬细胞的主要功能。血液和组织中白细胞的数量、迁移和生理学受到复杂的信使分子网络（即细胞因子和免疫调节网络）的调控，可以通过给药（特别是生物制品）进行调节，导致在没有传染性病原体的情况下出现与受试物相关的白细胞数量改变。重要的是，在组织病理学检查中，与受试

物相关的白细胞绝对计数和分类计数的影响可能不明显，因此，临床病理学数据可能是提示给药效应的唯一指标。

粒细胞有 3 种类型：中性粒细胞、嗜酸性粒细胞和嗜碱性粒细胞。所有粒细胞的特征是核呈分叶状或卷曲的分叶核，中等量细胞质，包含有不同类型的颗粒，经标准 Romanowsky 染色后，这些颗粒有的不染色（中性粒细胞），有的呈粉红色（嗜酸性粒细胞）或紫蓝色（嗜碱性粒细胞）［因此使用描述性术语（图 6.5）］。中性粒细胞是主要的粒细胞，嗜酸性粒细胞可能与特定的免疫情况有关，如过敏反应和寄生虫感染（特别是非人灵长类动物）。嗜酸性粒细胞的数量在肾上腺皮质应激反应时通常减少（见下文），而中性粒细胞数量会增加（Bennett et al., 2009; Everds et al., 2013）。嗜碱性粒细胞一般与毒理学临床病理学无相关性，但可能与嗜酸性粒细胞数量的变化一致。与红细胞一样，粒细胞也起源于骨髓。粒细胞在骨髓中经历成熟过程，从具有无颗粒胞质和有核仁的大细胞核的早期原粒细胞到具有颗粒胞质和分叶状浓缩细胞核的成熟分叶核粒细胞。在需求增加的情况下，例如，在某些细胞因子、严重炎症或其他介质的影响下，可见核左移［以杆状核中性粒细胞过早释放为特征（图 6.5）］。根据定义，杆状核中性粒细胞的细胞核显示出相似的轮廓，无收缩，如成熟中性粒细胞所见。中性粒细胞计数改变可以相对较快，这可能

与在应激情况下从血管壁释放，因趋化作用或骨髓快速释放而渗出至组织有关。

淋巴细胞在骨髓中产生，但也可由胸腺（生长期动物）、淋巴结和机体其他次级淋巴组织［如黏膜相关淋巴组织（mucosal-associated lymphoid tissue, MALT）与肠道相关淋巴组织（gut-associated lymphoid tissue, GALT）］产生。淋巴细胞通常呈圆形，有一小圈嗜碱性细胞质，细胞核圆，无核仁。淋巴细胞比粒细胞稍小，但比红细胞大（图 6.5）。在细胞因子或免疫调节化合物刺激免疫系统后，激活的淋巴细胞可转化为成淋巴细胞，其特征为细胞和细胞核体积增大，有时可见核仁。淋巴细胞数量在肾上腺皮质应激反应的影响下会减少，通常伴随着免疫器官体积减小和重量减轻（Everds et al., 2013）。

淋巴细胞可以根据免疫分型进一步分类，特异性抗体可标记细胞表面或胞质抗原或分化簇抗原（cluster-of-differentiation, CD）标志物。除了 B 淋巴细胞和 T 淋巴细胞外，其他许多表型也应加以描述，包括辅助性和抑制性、细胞毒性和调节性细胞类型。最常用的抗体标记 CD4（辅助性 T 细胞）或 CD8（抑制性 T 细胞和细胞毒性 T 细胞）表面抗原。有关免疫分型的更多信息，可参阅免疫学专著［如 Abbas 和 Lichtman 的专著（2014）和 Rütgen 等的文章（2015）］。

单核细胞（或活化的巨噬细胞）是一

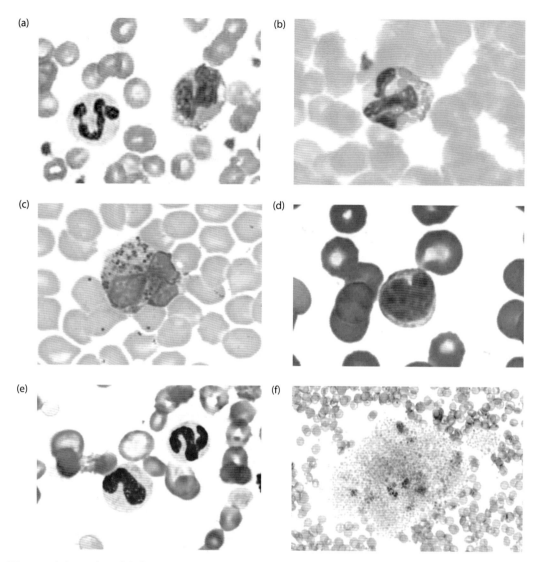

图 6.5　犬（a~e）和猫（f）的血涂片。（a~e）犬血涂片中白细胞和血小板。Wright-Giemsa 染色，×100 物镜

（a）细胞质苍白的分叶核中性粒细胞和一个不规则卷曲和多结节状浓缩细胞核的中性粒细胞（左）；单核细胞，胞质轻度嗜碱性 / 淡蓝色，细胞核不规则伴网状结构染色质（右）。（b）嗜酸性粒细胞，细胞质含有大的嗜酸性颗粒，细胞核呈不规则带状。（c）嗜碱性粒细胞，细胞质含大量紫色颗粒，细胞核不规则，呈分叶状。（d）淋巴细胞，含一小圈强嗜碱性 / 蓝色细胞质，细胞核致密，呈豆状。（e）分叶核中性粒细胞（右）和杆状核中性粒细胞（左），胞质苍白，典型的杆状核。（f）血小板聚集，×20 物镜（资料来源：维也纳兽医大学 Ilse Schwendenwein 博士提供）

种较少但同样重要的白细胞类型，起源于骨髓，产生于髓细胞系，细胞相对较大，细胞质苍白，无颗粒，细胞核呈多形性（圆形或杆状）（图 6.5），专门具有吞噬作用和储存铁的功能。此外，它们还可以分泌细胞因子。单核细胞计数常与中性粒细胞或淋巴细胞计数一起增加，提示可能存在炎症反应。

6.3.3.3　血小板

哺乳动物血小板（血栓细胞），是一种小的、无核、颗粒状细胞，在凝血和一些炎症过程中起主要作用。血小板通常比其他血细胞更小，而且在某些种属（特别是大鼠）中，甚至在抗凝剂存在的情况下，也容易聚集成小团块。这种团块在标准血涂片羽状边缘可见（图 6.2，6.5f），在血液分析仪显示血小板计数错误或异常结果的情况下，制作血涂片评估血小板是标准程序。活化的血小板释放出许多分子，在凝血和维持血管壁的完整性中发挥重要作用（Hoffman and Monroe, 2001）。

血小板起源于骨髓的巨核细胞，这些细胞是大的多核细胞，含有大量的细颗粒状细胞质。

血小板数量减少可能是由于血小板丢失增加（如消耗增加或失血）或骨髓生成减少引起的。血小板团块是一种重要的人为现象，导致血小板计数假性减少。在骨髓涂片或骨髓组织切片上对骨髓巨核细胞的数量和形态进行的显微评估可以区分产生不足或由于血小板破坏和丢失导致的外周需求增加。

6.3.4　标准血液学指标

通过大多数现代分析仪得到的标准血液学指标，可提供红细胞和白细胞数量和成熟度变化的信息（表 6.1；Tomlinson et al., 2013）。血小板的数目和形态可以作为血液学指标或凝血指标的一部分进行报告

（表 6.2）。此外，建议研究都制备血涂片（Tomlinson et al., 2013）。在需要时，归档的血涂片可以在稍后时间点进行分析。若对异常发现做出正确解释，则需要对工作人员就临床前研究所用种属动物的正常红细胞和白细胞形态进行系统的培训。

6.3.5　骨髓

骨髓是造血作用和淋巴细胞增殖的场所，也是大多数正常和异常血细胞的发源地。Reagan 等（2011）已经提出了关于骨髓检查的详细建议。由临床病理学家进行的骨髓细胞学或骨髓涂片检查，是一项资源密集型工作，需要花费大量的时间和精力。因此，尽管剖检时收集骨髓涂片是在大多数临床前研究中的标准操作，但实际上应根据相对严格的适应证来进行骨髓细胞学检查（Reagan et al., 2011）。

当研究中血液学参数出现下述明显的与受试物相关的改变时，应进行骨髓细胞学检查。

- 无法用常见机制（如由于慢性炎症或疾病，过度采血或出血导致红细胞总量降低）解释与受试物相关的血液学参数改变（见 6.15.1 和 6.15.3 内容）。

- 没有体重变化、体重增加或摄食量等可以解释与受试物相关的血液学参数改变。

- 所有 3 个细胞系（红系、髓系和巨核细胞系）均存在数量和（或）

形态学改变。

- 已知受试物可特异性影响骨髓的造血功能。

6.4 凝血

凝血（血液凝固）是血管损伤后开始的过程——止血的正常生理过程。止血包括连续激活一系列酶（最初称为"凝血级联反应"），包括内源性和外源性系统，导致形成纤维蛋白束，最终形成血栓或血凝块以封闭受损血管壁（图6.6a；Kurata and Horii, 2004）。最近，人们一直强调止血不仅仅是一种蛋白水解过程，而且是一

种细胞过程，因为成纤维细胞、内皮细胞和活化的血小板负责启动凝血级联反应的成分（例如，组织凝血活酶、磷脂和钙；图6.6b，6.6c）的实际释放（Hoffman and Monroe, 2001）。出于分析目的，采集用于凝血检测的血液，在抗凝时应严格控制柠檬酸钠的体积（9份柠檬酸钠和1份血液），柠檬酸钠通过与钙结合来防止激活采血管中的凝血级联反应。分析仪可检测柠檬酸盐抗凝血离心后得到的血浆或柠檬酸盐抗凝全血。补充钙和凝血激活剂如重组人凝血活酶或磷脂后，实际凝血通常在几秒钟内基于纤维蛋白的形成来确定。

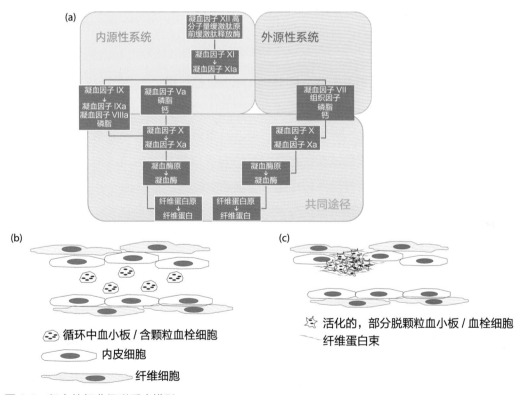

图6.6　凝血的经典级联反应模型

（a）内源性和外源性系统及其共同途径；（b）参与血凝块形成的主要细胞：内皮细胞、血小板；（c）血管壁破裂后，血栓性血凝块的形成伴活化的血小板和交联的纤维蛋白束参与止血。基于细胞的凝血模型可参阅 Hoffman 和 Monroe（2001）发表的文章

因此，实际凝血时间延长表明凝血因子的改变（通常是下降），导致凝血过程延长或不足。由于许多凝血因子是在肝中合成的，所以凝血功能不足应怀疑是否存在受试物相关的肝功能障碍。

在许多实验室中，通过 Clauss 方法［源自凝血酶原时间（prothrombin time, PT）］确定纤维蛋白原作为一个特殊的凝血参数（Ameri et al., 2011）。纤维蛋白原显著增加是急性期反应（一种炎症反应）的标志物。在这种情况下，建议检测其他种属特异性急性期标志物［如犬的 C 反应蛋白（C-reactive protein, CRP）、大鼠 α_1 酸性糖蛋白、非人灵长类动物血清淀粉样物质 A］，以确认炎症反应。

用于评估止血的另一种技术是血栓弹性描记法，可同时检测凝血因子和血小板功能。虽然血栓弹性描记法是重症监护和临床上应用的一种标准检测方法，但由于缺乏高通量模式且需要非常高、可重复的样品质量，因此，在毒理学临床病理学上不作为标准检测方法（Kurata and Horii, 2004）。

6.4.1　标准凝血指标

标准凝血指标包括 PT、活化部分凝血活酶时间（activated partial thromboplastin time, APTT）和纤维蛋白原（表 6.2）。此外，血小板通常报告为一个凝血参数。PT 和 APTT 都依赖于不同激活剂的添加（在检测过程中），包括钙和为促使人类血液凝固而设计的因子（如重组组织

因子）。因此，对于每个检测种属、每台分析仪以及特定试剂与其批次都需要进行仔细验证和质量控制。当预计 PT 和 APTT 的结果会超出人类的正常范围时，这一点尤其相关，例如，犬的样本或与受试物相关的凝血时间改变的动物血液样本（如抗血栓形成药物）。在这些情况下，仪器设置需要根据动物种属和研究的特殊需要进行调整［有关凝血级联反应和所涉及的所有不同凝血因子的详细信息，请参阅 Kurata 和 Horii（2004）发表的文章］。

6.4.2　凝血酶原时间

PT 是对凝血级联反应外源性系统特别是凝血因子Ⅶ和Ⅹ的评估。PT 通常代表由组织创伤引起的凝血反应（图 6.6a）。PT 总是比 APTT 短，并且犬的 PT 比人类的 PT 短得多（因此，需要合理设置专为人类设计的自动化设备）。

6.4.3　活化部分凝血活酶时间

APTT 是对凝血级联反应内源性途径特别是凝血因子Ⅻ、Ⅺ、Ⅸ和Ⅹ（图 6.6a）的评估。APTT 代表接触激活剂引起的凝血反应，并且总是比 PT 更长。

6.4.4　纤维蛋白原

纤维蛋白原可由 PT 推断。另外，可以使用免疫学和物理分析方法检测（Ameri et al., 2011）。

6.5　临床生化学

临床生化学研究凝固的血液离心后血清中存在的分析物（图6.2），也可以研究肝素锂抗凝血浆中的分析物。常涉及的分析物包括许多酶的活性、电解质、矿物质和蛋白质组分浓度、碳水化合物和脂肪代谢等，这些分析物都可以提供有关机体整体状况、器官功能及完整性等有价值的信息［详细信息请参阅 Kaneko 等（2008）的专著］。

6.5.1　代谢产物

6.5.1.1　碳水化合物代谢

葡萄糖是常用实验动物种属的主要能量来源，可以直接从肠道吸收或在肝中合成。血糖浓度受复杂内分泌系统的调节。采血后葡萄糖将继续被活细胞消耗，因此，在储存数小时的样品中血糖浓度往往较低。如果预期有与受试物相关的血糖改变，则应考虑使用即时检测仪器（仔细验证所讨论的分析范围后）或采用严格的血液分离和存储方案。

血糖（高血糖或低血糖）显著升高或降低可能危及生命，可在患有与受试物相关的内分泌疾病的犬和猴中看到，例如，肾上腺皮质功能低于正常（肾上腺皮质功能减退）和糖尿病。血糖浓度异常可能伴随着尿中酮体的增加和血液 pH 下降（代谢性酸中毒）。另外，尿液中葡萄糖排泄增加（糖尿病）可能伴有脱水和尿路感染。中度高血糖通常见于应激反应的大鼠（Everds et al., 2013）。

6.5.1.2　蛋白质代谢

蛋白质是所有机体组织的组成单位。蛋白质代谢通常通过测量蛋白质的总浓度及其主要成分白蛋白来评估，而球蛋白代表从总蛋白质中扣除白蛋白浓度后的计算差值。白蛋白与球蛋白（A∶G）的比值可提供主要测量蛋白质组分之间的不平衡的信息。通过血清蛋白电泳进行不同球蛋白组分的进一步分析。

包括白蛋白和球蛋白在内的蛋白质浓度降低通常提示摄入不足（如摄食量减少）或胃肠损失增加（如腹泻）。白蛋白水平降低应考虑急性期反应、肝功能障碍或在肾的损失。球蛋白浓度增加可提示急性期反应或免疫反应（由于 γ 球蛋白或免疫球蛋白的增加）［有关免疫球蛋白代谢的更多细节，请参阅 Abbas 和 Lichtman（2014）的专著］。

蛋白质降解的最终产物是尿素，尿素在肝中合成并被肾清除（见 6.5.4.2 内容）。与受试物相关的尿素减少表明肝功能障碍，而尿素增加可能由脱水和血液浓缩引起，在这种情况下，往往伴有红细胞总量参数和白蛋白浓度的增加或肾功能障碍。肾功能障碍时，也可能观察到肌酐增加，尿液比重可能低于正常值（见 6.6 内容）。

6.5.1.3　脂质代谢

脂质是重要的可储存能量来源，并且

是机体膜结构的一种组分。临床前研究中评估脂质代谢所检测的主要参数是胆固醇和甘油三酯的浓度。在测试影响脂质代谢化合物的研究中有时会检测高密度脂蛋白（high-density lipoproteins, HDL）和低密度脂蛋白（low-density lipoproteins, LDL）等胆固醇亚群。至于其他非标准分析物，在临床前研究中使用这些数据之前，应仔细地验证各个种属 HDL（和计算 LDL）的检测方法。

脂质可直接从肠道吸收，主要在肝内代谢，受内分泌系统的影响。因此，脂质浓度的改变可能表明摄食量减少或肝功能的改变。然而，最初采血前应仔细确认动物处于禁食或非禁食状态，因其与外周血的脂质测定有关。例如，由于对实验室方法的干扰，餐后（摄食后）脂血症的存在会严重影响多个分析物的测定。

6.5.1.4　血红蛋白代谢

血红蛋白的合成速度是红细胞生成的一个重要标志物，血红蛋白的降解产物（胆红素及其结合与非结合形式）是肝胆功能的标志物（因为是由肝排泄），不同形式铁的浓度与慢性炎症或持续的急性期反应有关（Cray et al., 2009）。

总胆红素浓度升高提示肝胆功能障碍或溶血过程。尽管水溶性结合胆红素的增加通常可以通过尿液中胆红素的增加来证实，但单独测定直接胆红素（在肝内结合，胆汁淤积时增多）或间接胆红素（未结合胆红素，肝功能障碍时增加）可能更具有临床意义。

6.5.2　酶

有许多酶是根据测量的活性进行评估的。一般认为酶活性的显著增加与细胞释放的增加是一致的，通常是由于细胞完整性的丧失所致。然而，酶活性的增加也可能是由于诱导酶基因的表达和转录［如肾上腺皮质激素诱导犬碱性磷酸酶（alkaline phosphatase, ALP）同工酶或与受试物相关 ALT 同工酶的诱导］所致（Everds et al., 2013）。另外，由于增殖的成骨细胞释放骨同工酶，生长期动物的 ALP 活性更高。还有一个重要方面是外周血中酶的清除。不同同工酶的平均半衰期尚未在所有种属中确定，但由于 ALT 的半衰期为 60 小时，在某一研究单次给药后发生急性大面积肝坏死可能伴随正常的 ALT 活性直至第 7 天（Ennulat et al., 2010）。

最常评估的酶活性包括肝完整性（ALT 和 AST）和肝胆功能（ALP）的标志物。在某些种属中，如猪［SDH 和谷氨酸脱氢酶（glutamate dehydrogenase, GLDH）］和啮齿类动物［γ- 谷氨酰转移酶（γ-glutamyltransferase, GGT）］，可以检测其他酶活性（Tomlinson et al., 2013）。最后，肌酸激酶（creatine kinase, CK）是横纹肌（包括骨骼肌和心肌）完整性的标志物。"器官功能障碍"和"器官完整性"不是等同术语，是通过不同的酶和代谢指标进行评估的。另外，最终评估通常需要经组织病理学检查才能确认（如确认肝坏死）。

6.5.3 电解质和矿物质

电解质，如钠、钾和氯，是评价整体水平衡和肾功能的敏感指标。矿物质如钙、磷和镁，与全身浓度相比，在血液中只占很小的比例。

6.5.3.1 钾

钾在细胞内浓度很高。因此，任何类型的大量细胞破坏（如溶血、肌肉坏死）都可导致外周血中钾浓度短暂升高。在这种情况下，可能会出现伴随的高胆红素血症或 CK 升高。但是，肾功能正常时，血清钾浓度会迅速恢复正常。

钾浓度的改变提示肾功能障碍，肾上腺皮质功能减退可见钠钾比值改变。

6.5.3.2 钠与氯

长期呕吐、腹泻和（或）大量流涎的动物，钠和氯的浓度通常较低。因此，在这种情况下，需要仔细地进行临床观察。

6.5.3.3 钙与磷

钙与磷是骨代谢的重要组成部分，并且可能随动物的年龄而有所变化。由于血清中大多数钙与白蛋白结合后转运，所以钙浓度的改变大多与白蛋白浓度的改变有关。在摄食量减少的情况下，磷浓度较低。在肾功能障碍的情况下，钙和磷也会

发生变化，但不是孤立的，通常伴随尿素和肌酐浓度的增加。

6.5.4 标准生化学指标

在临床前研究中所用大多数动物种属推荐的标准生化学指标都非常相似，与临床诊断中使用的指标略有不同。一般而言，建议避免选择病理生理意义尚未完全明确的参数，因为这些分析物的改变可能会给数据解释带来困难。促进数据解释准确的一种方法是将器官的检测指标进行分组。

6.5.4.1 肝功能评价

典型肝功能指标应包括肝酶活性，如 ALT、AST、ALP 和 SDH，以及猪的 GLDH 和啮齿类动物的 GGT，以提供肝胆完整的信息。此外，代谢产物的浓度，如总蛋白、白蛋白、尿素、胆红素、甘油三酯和胆固醇，再加上凝血指标，可以提供有关肝胆功能的信息。肝评估通常需要包括组织病理学检查结果，以便得出潜在的与受试物相关不良反应的结论。

6.5.4.2 肾功能评价

典型的肾功能指标应包括血尿素和肌酐浓度，提供清除功能的初步信息，辅以尿液分析参数（包括比重，指示肾的浓缩功能）和其他物理参数，如尿蛋白、隐血、白细胞。这些成分在尿液中出现可能提示与受试物相关的肾完整性丧失（蛋白质或隐血）或炎症（白细胞）。肾长期排

泄蛋白质会导致血清白蛋白浓度降低，并且由于红细胞生成素在肾中产生，肾大面积损伤可能会使红细胞生成减少。

虽然临床医学中尿素和血清肌酐浓度增加伴低尿比重可用于诊断肾功能障碍，但在临床前研究中很少遇到这种情况。因此，几年前开展了验证肾生物标志物的大型活动。

6.5.4.3　胃肠道功能评价

胃肠道与受试物相关改变的特征性临床症状包括呕吐、腹泻、流涎和（或）摄食量减少。然而，白蛋白、球蛋白、甘油三酯、胆固醇、钠和氯的浓度降低也会伴随这些变化。当有脱水表现时通常伴有血尿素浓度升高，伴或不伴红细胞总量参数的增加。这些分析物的改变需要进行存活期临床症状观察。

6.6　尿液分析

尿液分析是非临床研究中的标准临床病理学数据库的一部分（Tomlinson et al., 2013）。尿液参数包括体积、颜色、pH和比重等物理参数。这些参数提供了动物肾功能、水平衡状态以及尿液生理与病理成分半定量评估的初步信息，如隐血、红细胞、白细胞、蛋白质、葡萄糖、胆红素和酮体的存在（表6.4）。除了理化分析之外，在某些研究中需对尿沉渣进行显微评估，以确定细胞或晶体颗粒存在的临床意义（Tomlinson et al., 2013）。

6.7　急性期蛋白

急性期蛋白包括在炎症刺激后主要在肝表达和分泌的一组蛋白质（Cray et al., 2009）。急性期反应可由许多不同的病因引发，包括创伤、感染和许多受试物，特别是生物制品。重要的是，除了进行急性期蛋白检测，研究参数的任何其他显著变化（包括没有组织学变化）可能不提示急性期反应。通常，纤维蛋白原浓度升高（伴白蛋白浓度降低）可能是临床病理学中唯一提示存在急性期反应的指标。

急性期蛋白的血清浓度通常用免疫学检测来测定，其可能有也可能没有种属特异性。在大多数情况下，特别是没有种属特异性时，建议仔细验证检测方法。此外，随着时间的推移，急性期蛋白可能出现动态变化，建议在评估时包括给药前样本，应检测已知在特定动物种属中发生显著变化的急性期蛋白（表6.5）。

6.8　生物标志物概念

目前，生物标志物很流行，这主要是因为学者们期望其能在研究早期发现器官特异性的、与受试物相关的不良反应，并且其比传统的临床病理学参数的给药剂量更低。然而，生物标志物敏感性的增加往往伴随着特异性的降低。除非是非常认真和精心设计的研究（包括特定标志物的表型锚定），否则建议慎重使用特征不明确和未经验证的生物标志物（Burkhardt et al.,

表 6.5　不同实验动物种属出现可检测改变的急性期蛋白

种属	C 反应蛋白 （CRP）	血清淀粉 样物质 A	α_1 酸性糖 蛋白	α_2 巨球 蛋白	结合珠 蛋白	纤维 蛋白原	白蛋白 [a]
犬	×	×			×	×	× ↓
大鼠			×	×	×	×	× ↓
小鼠		×	×		×		
猴	×	×		×		×	× ↓
猪	×	×				×	× ↓

注：[a] 白蛋白是一种阴性急性期蛋白，急性期反应时血清浓度较低。资料来源：Honjo et al., 2010; Heegaard et al., 2013; Christensen et al., 2014.

2011）。虽然一些生物标志物在临床前研究和开发中可能有价值，但必须根据最新的科学文献将其纳入监管系统，以确定其研究的合理性。将特定的生物标志物分析纳入临床病理学数据库之前，应满足以下最低要求。

- 应该有一个最低限度的分析验证数据库，包括精密度、准确度、稀释的线性度和对所研究的每个种属进行基质效应测试。
- 生物标志物的改变应与研究中从给药动物收集到的给药前参考数据密切相关。
- 应设置对照组作为额外的正常参照组。
- 理想情况下，应对某一给定生物标志物的敏感性和特异性进行评估，并根据受试者工作特征曲线（receiver operator curve, ROC）确定毒理学相关性的潜在阈值（Burkhardt et al., 2011）。

生物标志物采取具体问题具体分析的方法是有意义的，特别是在早期研发中。在遵循 GLP 指南的研究中，必须报告所有产生的数据。因此，检测的生物标志物应该或多或少地作为诊断指标，否则解释临界受试物相关的改变可能极具挑战性。

6.9　参考范围

参考范围是指特定酶活性、细胞计数或分析物浓度的正常值范围，根据定义，应由一组健康或正常参照个体来确定（Friedrichs et al., 2012）。参考范围可能是有价值的，尤其是在给药前或与受试物相关的变化不确定的情况下评估动物个体的临床病理学数据时。在动物安全性研究中也必须建立参考范围。但是，只有将来自健康动物（来自对照组或来自给药前的所有动物）的样本定期更新和汇编，参考范围才有意义。作为参照的动物应与给药组动物具有相同的种属、品系、来源、性别和年龄范围（Geffre et al., 2009）。最近发表的许多有关论文，介绍了参考范围确定的最佳操作，包括小的（<120 只）参照动物组（Geffre et al., 2011; Braun et al., 2013）。使用推荐的统计学分析方法可以建立这样的参考范围。如果只有少量动物可作为正常或健康对照，则可以使用参考限值代替实际范围（Geffre et al., 2011; Braun et al., 2013）。

建议研究人员在建立参考范围之前查阅相关重要文献。如果在特定机构用少量动物样本验证了专业书籍中或合作实验室产生的参考范围，使用这些参考范围可能是合适的，否则是不合适的。

6.10　仪器使用、验证与质量控制

与生物标志物一样，任何临床病理学检验、检测试剂盒或仪器必须按照常规标准程序进行验证和评估可接受的质量性能。这包括对所有新购置的实验室设备进行验证，对已经移动过或已经过维修的仪器进行验证，以及对同一实验室或同类实验室中类似类型仪器产生的结果的互换性进行评估。最近几年报道了有关最低标准的详细信息（Flatland et al., 2014; Jensen and Kjelgaard-Hansen, 2006）。一个最低限度的数据库应包括准确度、精密度、稀释的线性度的研究，以及用于评估潜在基质（即某一特定种属的血液特性）和干扰效应（即溶血、脂血、黄疸）的加标实验。验证工作的一个重要组成部分是在已归档研究中无须作为备份材料的剩余样本。因为此

类数据不属于特定的研究目的，使用此类样本进行验证研究在试验方案中也必须提到，并且需要有效可靠的冰箱管理。

此外，日常校准和质量控制程序应与任何自动化或手工检测程序一致（Camus et al., 2015）。强烈建议使用外部质量控制样本参加检测，通常每月一次（Camus et al., 2015）。

最后，美国 FDA（2015）要求验证计算机传输和归档过程。验证研究基本上验证了从自动分析仪到 LIMS 的正确实时数据传输。根据定义，归档数据不得以任何方式进行更改。一旦发生了修改，则必须可追溯和进行完整的记录。

6.11　数据分析与解释

临床病理学数据分析比较直接，因为数值数据可以很容易分析对照组和给药组之间统计学的显著性差异。然而，实践和经验告诉我们在许多情况下要采取不同的方法，并且在检查与受试物相关的效应时建议采用"证据权重"方法。在非啮齿类动物种属中，如犬、猴和猪，动物间的差异可能相当大，当比较给药组与对照组的平均值时会影响统计学相关的差异性。因此，考虑与给药前的值进行比较至关重要（Hall and Everds, 2003; Tomlinson et al., 2013）。事实上，在非啮齿类动物种属中，对每只动物给药前后处理数据进行比较往往能提供更多的信息，尽管这可能是一项繁重的工作（Hall and Everds, 2003;

Tomlinson et al., 2013）。建议研究人员将数据导出到 Excel 类型的文档中，以便于分析和避免计算错误。

数据分析还应该考虑其他变化和参数，如体重增加、摄食量、毒代动力学和任何其他动物存活期观察结果（如猴的月经、与受试物相关的呕吐或腹泻、采血后的止血不佳），并将其用于临床病理学数据的解释。

毒理学临床病理学数据评估包括以下基本问题（图 6.7）。

● 是否有改变？

● 如果有改变，这些改变是否与受试物相关？

下列问题的答案为"是"时，才支持与受试物相关。

● 雄性和雌性动物的改变类型和程度是否具有可比性？

● 改变是否有剂量相关性？

● 改变是否可逆（如研究中恢复期动物情况）？

最后，应对以下方面进行评估。

● 与受试物相关的改变是否与毒理学相关？

● 这些改变是否是不良反应？

与受试物相关的改变证据包括雌性和雄性动物间类似改变和明确的剂量关系。所观察到改变的相关性和重要性由改变的程度、可逆性和对某一特定处理的特异性所决定。不应孤立地评估临床病理学数据中的不良反应。

6.12　报告

在其他研究结果出来之前，通常要求专题负责人或临床病理学家报告临床病理学数据。虽然对临床病理学数据的初步评估通常是可能的，并且在一定程度上可能认为是合理的，但如果没有全面考虑其他相关研究资料，就不应该发布最终报告（Tomlinson et al., 2013）。特别是解剖病理学结果以及动物存活期观察和毒代动力学结果，必须能够用于最终临床病理学数据的解释（Kerlin et al., 2016）。这尤其适用于将临床病理学数据用于确定未观察到

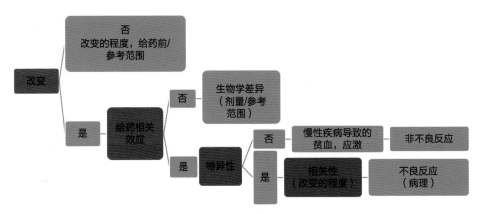

图 6.7　临床病理学数据－解释算法

不良反应的剂量水平（no observed adverse effect level, NOAEL）或未观察到效应的剂量水平（no observed effect level, NOEL）的情况下（Kerlin et al., 2016; Ramaiah et al., 2017）。

通常应用部门要求特定的报告格式。一般情况下，从是否观察到受试物相关效应进行一般性陈述，并指出一些主要的检查结果。对观察到的变化应以系统相关的指标（如反映肝功能及完整性或肾功能及完整性的参数）或代谢类别（如葡萄糖代谢）进行详细列表叙述，以便提供病理生理学构架，使人们能更好地了解潜在的与受试物相关效应的机制。最后，所有的结果应从生物学和生理学意义方面进行考虑（图 6.7）（Tomlinson et al., 2013; Kerlin et al., 2016）。

显然，当临床病理学家撰写最终报告时，也应获得有问题受试物药理作用的特定信息。如果受试物是生物制品或小分子药物，关于药物靶点的潜在特定信息对解释白细胞数据（如具有免疫调节作用的受试物）或可疑的肝指标（如影响肝胆系统的分子）非常有用。

6.13　摄食量和体重（增加）

记录摄食量和体重改变或体重增加可以为研究中的动物整体健康状况提供重要信息（Hoffman et al., 2002）。尽管与受试物相关的摄食量和体重增加可能没有特异性，这样的数据同样对临床病理学研究结果的解释提供有用的信息。例如，摄食量的降低可能引起应激反应（尤其是大鼠）和脱水，随后将分别导致受累动物的血象和生化学指标的改变。通常情况下，亚慢性应激相关的改变包括白细胞总数的增加（中性粒细胞数量增多，淋巴细胞、嗜酸性粒细胞数量减少；Everds et al., 2013）。此外，特别是犬，皮质醇水平升高可诱导碱性磷酸酶的活性。在脱水时，血细胞比容升高（血液浓缩），这可能掩盖红细胞总量轻度减少。此外，较高浓度的白蛋白通常是由脱水导致的。在血液学中，脱水和血液浓缩可以掩盖蛋白质和白蛋白的轻度损失。总之，摄食量的长期下降会导致血液学指标的改变（Asanuma et al., 2010）。

6.14　器官重量

器官重量可为临床病理学结果的解释提供有价值的信息（Sellers et al., 2007）。给药组动物的体重和器官重量整体下降一定与摄食量相关，因为二者可以表明营养物质摄入严重不足，这也可以反映在血清或血浆中总蛋白和白蛋白浓度较低。

如果由于腹泻引起体重减轻，还可能出现电解质浓度的改变、整体脱水和血液浓缩。大鼠的葡萄糖浓度和 ALP 活性会发生变化，而在发生呕吐的犬氯离子浓度会降低而碳酸氢盐浓度可能升高。其他改变，如淋巴器官（淋巴结、胸腺和脾）重量的普遍降低和肾上腺重量增加则支持对应激反应的解释（Everds et al., 2013）。最后，肝重量的增加可能提示与受试物相关的肥大和肝酶诱导（Ennulat et al., 2010）。其他器官（如心、脑、肾）重量的改变需要全面的组织病理学检查，虽然酶活性（如 ALT 和 CK）和肌钙蛋白 I 浓度增加有助于评估心肌完整性，而尿素和肌酐浓度结合尿液分析为肾功能评估提供了重要信息。小鼠脾重量增加通常表明髓外造血活性增加。

6.15　毒理学临床病理学中典型的临床病理学指标改变实例

毒理学临床病理学中一些常见的非特异性改变类型和生化指标改变类型，详见表 6.6，6.7。

6.15.1　慢性疾病引起的红细胞总量减少

由于慢性疾病引起的红细胞总量减少是毒理学研究中一种常见的和可逆性的与受试物相关的血液学改变。通常为轻度至中度（达 15%）的红细胞总量减少，无明显再生网织红细胞反应。最可能的机制是因为铁的螯合而抑制未成熟红细胞中血红蛋白的合成。这种机制在动物和人的临床医学中已经得到了细致的研究，并且在临床前研究中很常见，但其确切原因尚不清楚。一个重要的因素就是肝内铁调节蛋白（hepcidin）的产生，通常由白细胞介素 6（IL-6）和其他炎症介质引起（Grimes and Fry, 2015）。根据种属不同，有时候

也会有助于将血液学结果与急性期或慢性期反应的标志物（如纤维蛋白原、CRP、血清淀粉样物质 A 或 α_1- 酸性糖蛋白浓度）相关联，表明动物患有慢性炎症。

6.15.2　应激反应

应激反应在临床前研究的动物中非常普遍。典型的亚急性或慢性应激反应的特征是白细胞总数增加，通常由中性粒细胞增加和单核细胞可能增加、淋巴细胞减少和嗜酸性粒细胞可能减少引起，还可见葡萄糖浓度增加（尤其是大鼠）和 ALP 活性增加（尤其是犬）（Everds et al., 2013）。

6.15.3　过度采血引起的红细胞总量减少

在一项为期 4 周的研究结束时，动物（包括对照组动物）红细胞总量减少达 20% 并不罕见。这可能涉及伦理学问题，应尽量避免。对于较小的种属（如猴），过度采血也可能引起动物死亡，尤其是月经期的雌性动物（Perigard et al., 2016）。

为了计算可接受的血样采集量，可以采用一个简单的公式来计算。粗略地说，假设总血量约为体重的 10%，在任何时候采血量应不超过总血量的 10%（Diehl et al., 2001）。研究动物过度采血的一个重要问题是正常的生理反应，即强烈刺激骨髓中红细胞生成和由此引起的外周血中网织红细胞增多。即使慎重考虑血容量，

表 6.6 毒理学/临床病理学中常见的非特异性改变类型

参数	慢性病引起的红细胞总量降低	失血或溶血引起的红细胞总量降低	应激反应	炎症反应
血细胞比容	↓	↓	↔	↓
血红蛋白浓度	↓	↓	↔	↓
红细胞计数	↓	↓	↔	↓
平均红细胞容积（MCV）	↔	↑	↔	↔
平均红细胞血红蛋白含量（MCH）	↔	↔	↔	↔
平均红细胞血红蛋白浓度（MCHC）	↔	↔/↓	↔	↔
网织红细胞计数	↔/↓	↑	↔	↔/↓
红细胞分布宽度（RDW）	↔	↑	↔	↔
白细胞计数	↔/↑	↔	↑	↑
中性粒细胞	↔/↑	↔	↑	↑
淋巴细胞	↔	↔	↓（↑极严重的）	↑
单核细胞	↔	↔	↔	↑
嗜酸性粒细胞	↔	↔	↔	↔/↑
嗜碱性粒细胞	↔	↔	↑	↔/↑
大未分类细胞（LUCs）	↔	↔	↔	↑
临床生化学	↑急性期蛋白 ↓白蛋白 ↓钙 ↔/↑球蛋白	↓白蛋白 ↓钙 ↔/↓球蛋白	↑葡萄糖 ↑ALP（犬）	↓白蛋白 ↑球蛋白
解剖病理学	-	存在出血	淋巴结、胸腺、脾体积/重量↓	↑网状内皮系统（RES）

注：↑—升高；↔—无改变；↓—降低。

表 6.7　毒理学临床病理学中生化学指标改变的常见类型

分析物	脱水／血液浓缩	肾功能障碍	肝／肝胆功能障碍，完整性破坏
天冬氨酸氨基转移酶（AST）	↔	↔	↑ ↔
丙氨酸氨基转移酶（ALT）	↔	↔	↑ ↔
山梨醇脱氢酶（SDH）（小型猪）	↔	↔	↑ ↔
谷氨酸脱氢酶（GLDH）（小型猪）	↔	↔	↑ ↔
碱性磷酸酶（ALP）	↔	↔	↑ ↔
γ- 谷氨酰转移酶（GGT）（非啮齿类动物）	↔	↔	↑ ↔
总胆红素	↔	↔	↑ ↔
葡萄糖	↔	↔	↔
尿素	↑	↑	↓
肌酐	↑	↑	↔
甘油三酯	↔		↔/ ↓
总胆固醇	↔	↑	↔/ ↑
总蛋白	↑	↓	↔/ ↓
白蛋白	↑	↓	↓
白蛋白∶球蛋白（A∶G）比值	↔/ ↑	↔/ ↓	↓
钠	↔/ ↑	↓	↔
钾	↔/ ↑	↑	↔
氯	↔/ ↑	↔/ ↓	↔
总钙	↔	↔/ ↓	↔
磷	↔	↔/ ↑	↔
血液学	↑ RBC, HGB, HCT	↓ RBC, HGB, HCT	
凝血	-	-	↑ PT, APTT
尿液分析	↑ SG	↔/ ↓ SG	胆红素

注：↑—升高；↔—无改变；↓—降低。

采血也可能引起骨髓的代偿性红细胞反应，在骨髓的分析中这很容易掩盖真正的与受试物相关的效应。因此，特别是影响造血作用的受试物，应避免过度采血以防止产生人为现象。

6.15.4　常见人为现象

人为现象是可导致临床病理学数据发生改变的研究相关的效应，其与受试物不相关但是与环境、程序或意外影响有关。人为现象可以包括以下任何一种：溶血（采血时）、脂血（采血前的意外进食）、凝血（采血时）、使用不正确的采集管（如 K₂- 或 K₃-EDTA）和污染（尿液）。

必须始终记录溶血、黄疸、脂血等情况，并采取适当的措施，例如，标记出受影响的结果。此外，必须确定人为现象的来源。例如，受试物相关的溶血可以通过体外实验来证实，并且可以通过在采血前进行禁食来避免与进食有关的脂血，而黄疸必须通过包括间接胆红素在内的肝功能和完整性的详细评估来排除。

显然，几乎所有的人为现象都可以通过良好的标准化操作和对人员适当的培训来加以预防。

6.15.4.1　凝血

为了能够识别和排除错误数据，进行凝血分析的技术人员应接受适当的凝血机制和原理（即内源性和外源性途径）培训。重点要记住的是临床前研究中的凝血是以秒来衡量的，这代表了与给药相关的完全不同的变化类型。凝血时间延长最常见的原因是缺乏凝血因子，这可能是由于凝血因子产生减少（如肝功能障碍）或凝血因子丢失（在采血过程中样本凝固）造成的。后者尤其容易发生在年轻雌性动物身上，需要在凝血分析之前或者最迟在观察到异常情况时仔细查找血凝块。

6.15.4.2　溶血和钾浓度的增加

红细胞和其他血细胞，包括血小板中钾的浓度不同。红细胞裂解或血小板活化和聚集可导致钾释放，并且瞬时增加血清或血浆中钾离子浓度。因此，应始终记录溶血的程度，并记录由脂血和黄疸引起的其他可能的推论。应尽可能采用适当的静脉穿刺技术，正确处理采集的血液，并应让动物在采血前禁食以避免溶血和脂血。

然而，脂血、溶血和黄疸也可能提示与受试物相关的效应。

6.15.4.3　血尿

在临床前研究中尿液通常用代谢笼进行收集，其中尿液经笼底滴入收集盘的时间超过几个小时。最近的一项研究表明，食物或粪便污染可导致犬和猴尿液样本中出现大量假阳性隐血结果（Aulbach et al., 2015a）。因此，建议优化尿液收集程序以避免产生误导性结果，进而错误地提示尿液分析中存在潜在的与受试物相关的严重变化。

6.16　微量采血

目前，许多领域都在讨论微量采血，主要目的是减少分析所需的血液量，从而减少某一给定研究中使用的动物数量。这主要适用于小鼠和大鼠，也适用于犬和猴。

虽然有少数研究表明简单的样品稀释可产生能接受的结果，但也有人提出对不准确和不精确结果的担忧（Zamfir et al., 2014; Aulbach et al., 2015b）。建议定期进行验证研究，保持最低限度数据库，记录准确性、精确度、线性稀释效应，并确定与标准方法相比的比例和恒定偏差，以确保微量采血与既定标准方法的等效性（Zamfir et al., 2014; Moorhead et al., 2016; Poitout-Belissent et al., 2016）。

6.17 结论

临床病理学是临床前研究中一门成熟的学科。虽然数据生成和评估看起来相对直接，主要是基于数值的定量改变，但临床病理学也包括定性／形态学数据评估，这需要专门的培训。许多考虑因素影响数据解释和受试物相关改变的确定。因此，如果那些从事临床病理学数据生成相关工作的人员能得到适当的培训并了解当前的最佳操作将是非常有帮助的。

（感谢 Ilse Schwendenwein 博士提供部分图片，感谢 Anne Provencher 和 Michael Goe 博士对书稿的严格审阅。）

（肖　洒　霍桂桃　译，

张妙红　吕建军　校）

参考文献

Abbas, A.K. and Lichtman, A.H.H. (2014) Cellular and Molecular Immunology, 8th edn, Elsevier, Amsterdam.

Ameri, M., Schnaars, H.A., Sibley, J.R. and Honor, D.J. (2011) Determination of plasma fibrinogen concentrations in beagle dogs, cynomolgus monkeys, New Zealand white rabbits, and Sprague–Dawley rats by using Clauss and prothrombin-time-derived assays. *Journal of the American Association for Laboratory Animal Science*, 50(6), 864–7.

Asanuma, F., Miyata, H., Iwaki, Y. and Kimura, M. (2010) Feature on erythropoiesis in dietary restricted rats. *Journal of Veterinary Medical Science*, 73(1), 89–96.

Aulbach, A.D., Schultze, E., Tripathi, N.K., Hall, R.L., Logan, M.R. and Meyer, D.J. (2015a) Factors affecting urine reagent strip blood results in dogs and nonhuman primates and interpretation of urinalysis in preclinical toxicology studies: a Multi-Institution Contract Research Organization and BioPharmaceutical Company Perspective. *Veterinary Clinical Pathology*, 44, 229–33.

Aulbach, A., Ramaiah, L., Tripathi, N. and Poitout, F. (2015b) Industry survey results on clinical pathology volume requirements in preclinical toxicological studies. Poster presented at the Society of Toxicology.

Bennett, J.S., Gossett, K.A., McCarthy, M.P. and Simpson, E.D. (2009) Effects of ketamine hydrochloride on serum biochemical and hematologic variables in rhesus monkeys (Macaca mulatta). *Veterinary Clinical Pathology*, 21, 15–18.

Braun, J.P., Concordet, D., Geffre, A., Bourges Abella, N. and Trumel, C. (2013) Confidence intervals of reference limits in small reference sample groups. *Veterinary Clinical Pathology*, 42, 395–8.

Braun, J.P., Bourges-Abella, N., Geffre, A., Concordet, D. and Trumel, C. (2015) The preanalytical phase in veterinary clinical pathology. *Veterinary Clinical Pathology*, 44(1), 8–25.

Burkhardt, J.E., Pandher, K., Solter, P.F., Troth, S.P., Boyce, R.W., Zabka, T.S. and Ennulat, D. (2011) Recommendations for the evaluation of pathology data in nonclinical safety biomarker qualification studies. *Toxicologic Pathology*, 39, 1129–37.

Camus, M.S., Flatland, B., Freeman, K.P. and Cruz Cardona, J.A. (2015) ASVCP quality assurance guidelines: external quality assessment and comparative testing for reference and in-clinic laboratories. *Veterinary Clinical Pathology*, 44(4), 477–92.

Christensen, M.B., Langhorn, R., Goddard, A., Andreasen, E.B., Moldal, E., Tvarijonaviciute, A., Kirpensteijn, J., Jakobsen, S., Persson, F. and Kjelgaard-Hansen, M. (2014) Comparison of serum amyloid A and C-reactive protein as diagnostic markers of systemic inflammation in dogs. *Canadian Veterinary Journal*, 55, 161–8.

Cray, C., Zaias, J. and Altman, N.H. (2009) Acute phase response in animals: a review. *Comparative Medicine*, 59(6), 517–26.

Diehl, K.H., Hull, R., Morton, D., Pfister, R., Rabemampianina, Y., Smith, D., Vidal, J.M. and van de Vorstenbosch, C.; European Federation of Pharmaceutical Industries Association and European Centre for the Validation of Alternative Methods. (2001) A good practice guide to the administration of substances and removal of blood, including routes and volumes. *Journal of Applied Toxicology*, 21, 15–23.

Ennulat, D., Walker, D., Clemo, F., Magid-Slav, M., Ledieu, D., Graham, M., Botts, S. and Boone, L. (2010) Effects of hepatic drug-metabolizing enzyme induction on clinical pathology parameters in animals and man. *Toxicologic Pathology*, 38(5), 810–28.

Everds, N.E., Snyder, P.W., Bailey, K.L., Bolon, B., Creasy, D.M., Foley, G.L., Rosol, T.J. and Sellers, T. (2013) Interpreting stress responses during routine toxicity studies: a review of the biology, impact, and assessment. *Toxicologic Pathology*, 41(4), 560–614.

FDA. (2015) Code of Federal Regulations (CFR) Title 21. Part 58 Good Laboratory Practice for nonclinical laboratory studies. US Food and Drug Administration. Available from: http://www.accessdata.fda.gov/scripts/cdrh/cfdocs/cfcfr/CFRSearch. cfm?CFRPart=58&showFR (last accessed July 29, 2016).

Flatland, B., Friedrichs, K.R. and Klenner, S. (2014) Differentiating between analytical and diagnostic performance evaluation with a focus on the method comparison study and identification of bias. *Veterinary Clinical Pathology*, 43, 475–86.

Friedrichs, K.R., Harr, K.E., Freeman, K.P., Szladovits, B., Walton, R.M., Barnhart, K.F. and Blanco-Chavez, J.; American Society for Veterinary Clinical Pathology. (2012) ASVCP reference interval guidelines: determination of de novo reference intervals in veterinary species and other related topics. *Veterinary Clinical Pathology*, 41, 441–53.

Geffre, A., Braun, J.P., Trumel, C. and Concordet, D. (2009) Estimation of reference intervals from small samples: an example using canine plasma creatinine. *Veterinary Clinical Pathology*, 38, 477–84.

Geffre, A., Concordet, D., Braun, J.P., Trumel, C. (2011) Reference Value Advisor: a new freeware set of macroinstructions to calculate reference intervals with Microsoft Excel. *Veterinary Clinical Pathology*, 40, 107–12.

Grimes, C.N. and Fry, M.M. (2015) Nonregenerative anemia: mechanisms of decreased or ineffective erythropoiesis. *Veterinary Pathology*, 52(2), 298–311.

Gunn-Christie, R.G., Flatland, B., Friedrichs, K.R., Szladovits, B., Harr, K.E., Ruotsalo, K., Knoll, J.S., Wamsley, H.L. and Freeman, K.P.; American Society for Veterinary Clinical Pathology (ASVCP). (2012) ASVCP quality assurance guidelines: control of preanalytical, analytical, and postanalytical factors for urinalysis, cytology, and clinical chemistry in veterinary laboratories. *Veterinary Clinical Pathology*, 41, 18–26.

Hall, R.L. and Everds, N.E. (2003) Factors affecting the interpretation of canine and nonhuman primate clinical pathology. *Toxicologic Pathology*, 31, 6–10.

Heegaard, P.M.H., Miller, I., Sorensen, N.S.S., Soerensen, K.E. and Skovgaard, K. (2013) Pig α1-acid glycoprotein: characterization and first description in any species as a negative acute phase protein. *PLoS One*, 8(7), e68110.

Hoffman, M. and Monroe, D.M. III. (2001) A cell-based model of hemostasis. *Thrombosis and Haemostasis*, 85, 958–65.

Hoffmann, W.P., Ness, D.K. and Van Lier, R.B.L. (2002) Analysis of rodent growth data in toxicology. *Toxicological Sciences*, 66, 313–19.

Honjo, T., Kuribayashi, T., Matsumoto, M., Yamazaki, S. and Yamamoto, S. (2010) Kinetics of α2-macroglobulin and α1-acid glycoprotein in rats subjected to repeated acute inflammatory stimulation. *Laboratory Animals*, 44(2), 150–4.

Jensen, A.L. and Kjelgaard-Hansen, M. (2006) Method comparison in the clinical laboratory. *Veterinary Clinical Pathology*, 35, 276–86.

Jordan, H.L., Register, T.C., Tripathi, N.K., Bolliger, A.P., Everds, N., Zelmanovic, D., Poitout, F., Bounous, D.I., Wescott, D. and Ramaiah, S.K. (2014) Nontraditional applications in clinical pathology. *Toxicologic Pathology*, 42(7), 1058–68.

Kaneko, J., Harvey, J. and Bruss, M. (2008) Clinical Biochemistry of Domestic Animals, 6th edn, John Wiley & Sons, Chichester.

Kerlin, R., Bolon, B., Burkhardt, J., Francke, S., Greaves, P., Meador, V. and Popp, J. (2016) Scientific and Regulatory Policy Committee: recommended ('best') practices for determining, communicating, and using adverse effect data from nonclinical studies. *Toxicologic Pathology*, 44(2), 147–62.

Kurata, M. and Horii, I. (2004) Blood coagulation tests in toxicological studies, review of methods and their significance for drug safety assessment. *Journal of Toxicological Sciences*, 29(1), 13–32.

Moorhead, K.A., Discipulo, M.L., Hu, J., Moorhead, R.C. and Johns, JL. (2016) Alterations due to dilution and anticoagulant effects in hematologic analysis of rodent blood samples on the Sysmex XT-2000iV. *Veterinary Clinical Pathology*, 45(2), 215–24.

NC3Rs. (2016) Blood sampling. National Centre for the Replacement, Refinement & Reduction of Animals in Research. Available from: https://www.nc3rs.org.uk/ourresources/blood-sampling (last accessed July 29, 2016).

Perigard, C.J., Parrula, M.C., Larkin, M.H. and Gleason, CR. (2016) Impact of menstruation on select hematology and clinical chemistry variables in cynomolgus macaques. *Veterinary Clinical Pathology*, 45(2), 232–43.

Poitout-Belissent, F., Aulbach, A., Tripathi, N. and Ramaiah, L. (2016) Reducing blood volume requirements for clinical pathology testing in toxicologic studies - Points to consider. *Veterinary Clinical Pathology*. In press.

Ramaiah, L., Tomlinson, L., Tripathi, N., Cregar, L., Vitsky, A., von Beust., Barbara., Barlow, V., Reagan, W. and Ennulat, D. Principles for assessing adversity in toxicologic clinical pathology – Points to consider. In Press.

Reagan, W.J., Irizarry-Roviram, A., Poitout-Belissent, F., Bollinger, A.P., Ramaiah, S.K., Travlos, G., Walker, D., Bounous, D. and Walter, G.; Bone Marrow Working Group of ASVCP/STP. (2011) Best practices for evaluation of bone marrow in nonclinical toxicity studies.

Toxicologic Pathology, 39(2), 435–48.

Rutgen, B.C., Konig, R., Hammer, S.E., Groiss, S., Saalmuller, A. and Schwendenwein, I. (2015) Composition of lymphocyte subpopulations in normal canine lymph nodes. *Veterinary Clinical Pathology*, 44(1), 58–69.

Sellers, R.S., Morton, D., Michael, B., Roome, N., Johnson, J.K., Yano, B.L., Perry, R. and Schafer, K. (2007) Society of toxicologic pathology position paper: organ weight recommendations for toxicology studies. *Toxicologic Pathology*, 35, 751–5.

Tomlinson, L., Boone, L.I., Ramaiah, L., Penraat, K.A., von Beust, B.R., Ameri, M., Poitout-Belissent, F.M., Weingand, K., Workman, H.C., Aulbach, A.D., Meyer, D.J., Brown, D.E., MacNeill, A.L., Bolliger, A.P. and Bounous, D.I. (2013) Best practices for veterinary toxicologic clinical pathology, with emphasis on the pharmaceutical and biotechnology industries. *Veterinary Clinical Pathology*, 42, 252–69.

Vap, L.M., Harr, K.E., Arnold, J.E., Freeman, K.P., Getzy, K., Lester, S. and Friedrichs, K.R.; American Society for Veterinary Clinical Pathology (ASVCP). (2012) ASVCP quality assurance guidelines: control of preanalytical and analytical factors for hematology for mammalian and nonmammalian species, hemostasis, and crossmatching in veterinary laboratories. *Veterinary Clinical Pathology*, 41, 8–17.

Weiss, D.J. and Wardrop, K.J. (2010) Schalm's Veterinary Hematology, 6th edn, Wiley-Blackwell, Boston, MA.

Zamfir, M., Prefontaine, A., Copeman, C., Poitout, F. and Provencher, A. (2014) Dilution of blood for hematology and biochemistry analysis in rats. Poster presentation, ASVCP Annual Conference 2014, Atlanta, GA.

第7章 毒性：病理学家的观点

Bhanu Singh

Discovery Sciences, Janssen Research & Development, Spring House, PA, USA

学习目的

- 定义无可见作用剂量（NOEL）、无可见毒性作用剂量（NOAEL）和最低可见毒性作用剂量（LOAEL）。
- 定义毒性。
- 确定病理结果是否为毒性时应考虑相关因素。
- 毒性研究中沟通 NOAEL。

国际监管机构往往需要动物毒理学研究数据，以管理药品、消费品和食品添加剂引入人群，以及化学物质在环境中的暴露。通常希望这些动物研究中的毒性效应在发生率和严重程度上存在剂量依赖性，以确定重大效应发生的剂量水平，或不发生这些效应的剂量水平。毒性效应通常表现为细胞或组织形态学和（或）功能的改变。在这些研究中，大体、显微和临床病理学评价是毒理学评价的核心，并有助于判定哪个剂量会产生毒性作用或非毒性作用。

在确定"毒性"之前，病理学家必须回答各种问题并在各级水平进行判定（图7.1）。在个别动物水平，某一组织或器官的所见必须被认为是显著的，并且必须与死后改变或组织处理造成的人为现象相区别。病理学家应对所见给予一个合适的、全球公认的统一术语。在研究水平，应判断病理所见是否与受试物相关。为了区分与受试物相关效应和偶发性病变，应考虑到剂量反应、自然变异范围和生物学相似性（如同一类别其他化合物的临床/非临床数据，作用方式；ECETOC，2000；Lewis et al.，2002）。

当描述某一效应时，术语"给药"和"受试物"经常会互换使用。区分某一发现是否与"给药"或"受试物"相关是很重要的。"给药"表明效应可能与程序相关（如眼睛周围出血是由于眼眶后静脉丛采血）。在设置了合适对照组的研究中，程序或溶媒相关改变预计会在各剂量组中出现，但在使用少量动物或无对照组动物的研究中（探索性研究），这些改变可能不均匀地分布在所有组中，解释起来更加复杂。

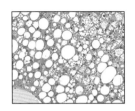

是不是值得注意的发现？
· 与人为现象区别
· 使用合适的术语

个别动物

是否与受试物相关？
· 严重程度（发生率、分布情况等）
· 与自发性改变相区别
· 剂量反应
· 性别/种属一致性
· 存在相关反应
· 同类其他化合物的临床/非临床数据
· 生物学相似性

研究水平

是否为非临床动物种属毒性作用？
· 严重程度（发生率、分布情况等）
· 功能性效应
· 原发性或继发性效应
· 生理适应性
· 可逆性
· 药理学效应

是否为人类的毒性作用？
· 在动物上所见的外推能力
· 化学物质的人类暴露

人类健康
风险评估

图 7.1　判定某一病理所见是否为毒性的方法

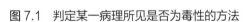

本章从病理学家的角度阐述怎样确定毒性研究中的病理结果是否为毒性，也将讨论各种毒性术语的定义，如"最低可见毒性作用剂量"（lowest observable adverse effect level，LOAEL）、"最低可见作用剂量"（lowest observable effect level，LOEL）、"无可见毒性作用剂量"（no observable adverse effect level，NOAEL）和"无可见作用剂量"（no observable effect level，NOEL），以及在研究报告中确定毒性和沟通 NOAEL 所面临的问题。

7.1　LOAEL、NOEL 与 NOAEL 的定义

作为风险评估的一部分，动物中进行毒理学研究的目的是确定和描述化学物质和药物的毒性效应（风险识别）。根据某一毒理学研究的剂量反应，可以计算常用于风险评估的各种剂量相关指标（LOAEL、NOAEL、NOEL）。在一个设计良好的研究中，剂量的选择应产生明确的毒性效应，LOAEL 或 LOEL，NOAEL

或 NOEL。

各种毒理学文献中的定义如下（Klaassen, 2013; Derelanko and Auletta, 2014）。

- LOAEL 是暴露群体与其相应的对照相比，毒性作用的发生率或严重程度具有统计学和（或）生物学意义显著增加的最低剂量水平。
- NOAEL 是暴露群体与其相应的对照相比，毒性作用的发生率或严重程度没有统计学和（或）生物学意义显著增加的最高剂量水平。
- NOEL 是暴露群体与其相应的对照组相比，没有观察到与受试物相关效应（毒性作用或非毒性作用）的最高剂量水平。

值得注意的是，NOAEL 是测量值或估计值，可能不同于真正的无毒性作用剂量水平（即介于 NOAEL 和 LOAEL 测量值之间，Lewis et al., 2002；Filipsson et al., 2003）。一旦从动物毒性研究中确定了 NOAEL 或 NOEL，那么用于计算人类临床试验安全的起始剂量或确定允许暴露限值的监管指南是一致的（FDA, 2005; ICH, 2009; EPA, 2012）。

7.2　毒性

众所周知，毒理学家和病理学家对"毒性作用"甚至"NOAEL"的定义没有达成共识。这可以从对已出版的文献和各种监管指南的快速回顾中看出（表 7.1）。总的来说，所有的定义表明，毒性作用是生化、功能或结构参数的改变，一般对

表 7.1　已出版的文献中关于"不良反应"的一些定义

来源	定义
EPA（2007）	"毒性作用：一种生化改变、功能障碍或病理损伤，影响整个生物体的性能，或降低生物体对额外的环境刺激的反应能力。"
FDA（2005）	"……在非临床毒理学研究中观察到的用于确定旨在剂量设定的 NOAEL 的毒性作用，应当基于在健康成年志愿者中所开展的 1 期临床试验的初始剂量所产生不可接受的效应。"
IPCS（2004）	"……某一生物体、系统或（亚）种群的形态学、生理学、生长、发育、生殖或寿命的改变，导致功能损害，应对额外应激的能力减弱，或对其他影响因素易感性增加。"
Sergeant（2002）	"毒性作用是不希望发生的改变，因其可改变相关实体的结构或功能特征……效应的性质和强度有助于区分不良改变与正常……差异或那些几乎没有显著改变的结果。"
Lewis et al.（2002）	"生化、形态或生理改变（对刺激的反应），单独或共同造成对整个生物体的性能的不良影响，或降低生物体对环境刺激的反应能力。"
Eaton and Gilbert（2008）	"化学物质的不良效应范围很广。一些效应是有害的，有些则不是（关于药物）。一些副作用……是不希望出现的，对人类健康有害。这些效应被称为药物的毒性作用、有害效应或毒性效应。"

非临床毒理学模型动物生长、发育或寿命有着不良影响（Dorato and Engelhardt, 2005）。

关于从非临床研究的毒性所见外推到临床的关联性仍存在很多争议。根据一些定义，毒性所见就是毒性所见，不管它是否与人类相关。美国 FDA 的定义指出，所有负责任的研究者都应该接受使用 NOAEL 作为健康志愿者剂量设定的基准。通常是，在非临床毒理学研究中观察到的毒性作用（用于确定剂量设定的 NOAEL），应当基于在健康成年志愿者中所开展的 1 期临床试验的初始剂量所产生不可接受的效应（FDA, 2005）。值得注意的是，FDA 不要求病理学家或毒理学家确定毒性作用是否会发生于人类，或以任何方式评论毒性作用与人类的相关性；只是询问，如果发生了毒性作用，健康志愿者是否可以耐受没有疗效药物的毒性作用？

方法上的差异可能来自化学物质的性质以及负责制定监管决策机构之间的差异。例如，由美国环境保护署（Environmental Protection Agency, EPA）对农药注册和销售的风险评估在很大程度上依赖于动物的毒性数据，很少或不依赖人类暴露信息。环境中的化学物质并非旨在提供治疗作用。与之相反，对于药品，注册和营销的关键因素是人类疗效和安全性数据。在药物开发早期，由于缺乏人类暴露数据，动物毒性数据通常有助于确定

"继续或终止"的疗效和安全性决策；在开发后期，毒性数据仍然是决定性的，尤其是有关生殖/发育毒性或潜在的致癌性。

随着毒性实验领域中先进技术和高通量方法的发展，人们对寻找动物实验的替代方法有浓厚兴趣（NRC, 2007）。这一策略的核心是对实验的改进，重点关注毒物效应的分子机制。应用高通量检测和体外人类细胞，可以生成大量的体外数据。为了根据这些数据进行生物学解释和监管决策，关键是要在分子和细胞水平上考虑毒物诱导的作用模式来重新评估不良反应的标准。美国健康与环境科学研究所（Health and Environmental Sciences Institute, HESI）一个委员会的任务是讨论在 21 世纪毒性实验的背景下发现毒性作用的方法。该委员会（Keller et al., 2012）最近发表了在这一背景下毒性作用的实用定义，采用 IPCS 风险评估术语（IPCS, 2004），将毒性作用定义为某一细胞或生物体抑或是系统与（亚）种群的形态学、生理学、生长、发育、生殖或寿命的改变，导致功能损害，应对外界额外应激的能力减弱，或对其他影响因素易感性增加。

7.3 用病理学所见判定毒性：应考虑的因素

毒理学家和病理学家在判断非临床毒性研究观察到的某一效应是毒性还是非毒

性时未达成一致。非毒性改变可能包括以下类别：对器官功能没有显著影响；对整体健康没有显著影响；病变不会造成器官衰竭；病变是可逆的或非进展性的；病变是一种适应性反应；人类没有类似病变或其发生机制与人类不相关。因此，在非临床毒理学研究中确定与受试物相关病变是否为毒性通常需要讨论、质疑和重新解释（Dorato and Engelhardt, 2005）。

判定某一与受试物相关的大体、显微或临床病理学改变为"毒性作用"是一项具有挑战性的任务。主要的问题是缺乏对"毒性改变"的统一定义或缺乏对毒性作用的判断标准。使用一致的方法判断NOAEL 和解释毒理学研究报告中的毒性作用有助于对用于人类健康风险评价的毒性结果达成共识。最近专业协会已做出许多努力来讨论这个重要的问题，并决定为毒理学家和病理学家提供建议（Kerlin et al., 2015）。

最近，美国毒性病理学会（Society of Toxicologic Pathology, STP）提出了判定毒性的建议和最佳操作（Kerlin et al., 2015），包括研究报告中的毒性改变只与研究所用动物种属有关，而不推测潜在的人类相关性或临床适应证。所有与受试物相关的毒性改变应该依据其自身特性进行评估，不能通过假定的发病机制进行排除。

病理学家的综合判断和经验是判定某一观察到的病理改变是毒性或非毒性的关键。如本文所述，考虑多种因素的证据权重法，可以判定与受试物相关病理改变是否为毒性作用（Lewis et al., 2002; Dorato and Engelhardt, 2005）。

7.3.1 严重程度

严重程度标准可用于区分毒性和非毒性。如果改变的严重程度是极轻度，且与其他毒性改变无关，则与受试物相关效应不太可能为毒性作用。对于客观测量的病理学参数（如血液学、临床生化、器官重量），以上要点尤其重要，并已经确定了"毒性"标准（如下文所述）。在一定的水平（关注的阈值）之上的这些参数的变化将被认为是"毒性"。

在神经系统组织中，乙酰胆碱酯酶的抑制通常被认为是导致有害胆碱能效应的毒性机制中的一个关键事件。由于在中枢和外周神经组织中测量这种酶可能不太实际，所以测量血液胆碱酯酶被认为是对动物外周神经系统乙酰胆碱酯酶活性潜在影响的合适替代指标。阈值（如 20% 抑制）被用于确定脑和红细胞胆碱酯酶的生物学显著性下降（毒性作用）。超过这个阈值的酶活性的统计学显著性降低被认为是毒性作用。用于确定阈值的标准主要基于对含有胆碱酯酶抑制物质的毒性研究的综述（EPA, 2000）。

非肿瘤性病变的严重程度分级是"半定量的"，因为它是基于严重程度的估计而不是实际测量。对于每一个病变，严重程度分级主要取决于组织受累的范围或百分比的估计，以及病变各成分的大小。不同的实验室根据采集数据的计算机程序和病理学家的偏好而使用不同的严重程度分级术语。一般来说，最常用的分级方案使用四级或五级严重程度分级，可用描述性的术语（极轻度、轻度、中度、重度等）和（或）数字等级（1级、2级、3级、4级等）来表示（Shackelford et al., 2002）。

与胆碱酯酶的例子相反，确定组织学关注的阈值（根据严重程度）相当具有挑战性。举例来说，如果"极轻度"改变（如空泡化巨噬细胞，不伴有肺实质变性或坏死改变）出现于研究1个月的肺，则可以判断为"非毒性"（Nikula et al., 2013）。另外，可能会要求病理学家确定大鼠1个月重复给药毒性研究中轻度胃黏膜萎缩的意义。这种病变应考虑为"毒性"或"非毒性"？这个问题的答案往往来自病理学家的实训与经验，以及科学文献所提供的信息。最后，一些病理参数的极轻度或亚临床改变可能被解释为毒性改变。例如，即使没有心肌细胞损伤的形态学证据，心肌肌钙蛋白水平的极轻度增加也可能被认为是毒性（与心肌变性或坏死一致）。

7.3.2 功能性效应

功能性效应是一种公认的确定毒性的方法。如果效应不会导致某一器官、组织或受试生物体一般功能的改变，就可能

是"非毒性"（Lewis et al., 2002）。在毒性研究中，多个解剖和临床病理学终点存在与受试物相关性效应并不少见。在某些器官、系统（如神经系统），即使没有组织病理学或临床病理学参数的显著改变，也可能发生毒性的功能性效应。在其他器官、系统，严重程度较轻的显微改变（如肝细胞肥大）或临床病理学参数（红细胞总量微小改变）一般不会导致功能障碍，因此，被认为是非毒性。

药物诱导的磷脂质沉积是溶酶体中磷脂和相关药物的一种过度、可逆的蓄积（Reasor and Kacew, 2001）。在非临床研究中，磷脂质沉积常见于肺、肝和肾。当与组织中伴发的炎症和（或）退行性变化有关时，就被认为是毒性。磷脂质沉积通常表现为肺中空泡化（泡沫样）巨噬细胞聚集，无组织损伤。为了确定这一所见是否为毒性作用，了解肺泡巨噬细胞中磷脂质蓄积的生物学后果非常重要。目前，已经在大鼠中研究了胺碘酮诱导的肺磷脂质沉积对肺宿主防御功能的影响。胺碘酮每天给药1周后，肺泡巨噬细胞中总磷脂增加4.5倍。气管内给予细菌后，磷脂质沉积不损害肺泡巨噬细胞吞噬作用的免疫功能，不影响细胞因子的生成［白细胞介素（interleukin, IL）-1、IL-6、肿瘤坏死因子α（tumour necrosis factor alpha, TNF-α）］，或单核细胞增多性李斯特菌的肺清除（reasor et al., 1996）。基于这些发现，胺碘酮所致大鼠肺磷脂质沉积被认

为是非毒性。

即使某一效应是适应性的，也不一定是非毒性作用，因为其对器官功能有影响。例如，组织的慢性适应性改变可能导致毒性作用。鳞状上皮化生（呼吸上皮变为鳞状上皮）是喉部对吸入物质反应的常见显微改变。最初，喉上皮的轻微改变特征为纤毛受损、纤毛脱落和上皮变平。由于没有伴随喉的任何功能障碍，喉上皮改变的程度为极轻度，并被认为是非毒性。这些改变通常进展为多灶性或弥漫性喉鳞状上皮化生，即喉纤毛或柱状呼吸道上皮细胞由复层鳞状上皮细胞所取代（伴或不伴角化），可能导致喉功能障碍，这种情况应该被视为毒性（Kaufmann et al., 2009）。

7.3.3 原发性效应与继发性效应

在病理学报告中，病理学家通常会讨论与受试物相关的发现是一个原发性靶效应还是继发于其他毒性（如全身性毒性）。美国毒性病理学会（STP）建议，判定与受试物相关改变是否为"毒性"不应依赖于推测其为原发性还是从属性（继发性或第三位）效应（Kerlin et al., 2015）。

毒理学研究中常见继发性效应的案例是与体重改变相关的器官重量的改变。了解器官重量相对于体重改变的生物学反应有助于区分原发性和继发性效应。脑和睾丸的重量相对不受体重减轻的影响，因此，在体重减轻的情况下，这些脏器/体

重比将增加。研究表明，脏器/脑重量比是评估肾上腺和卵巢器官毒性更合适的参数，而脏器/体重比更适合评估肝和甲状腺（Bailey et al., 2004）。

动物应激是毒性研究一个不可或缺的特征，主要原因是使用了高剂量的受试物和（或）实验规程。应激引起的神经内分泌激素的改变可以导致以下毒性研究终点的变化：总体重或体重增加的程度；摄食量和活动；脏器重量（如胸腺、脾、肾上腺）；胸腺和脾的淋巴细胞；循环白细胞计数（如中性粒细胞增加，淋巴细胞和嗜酸性粒细胞减少）；生殖功能（Everds et al., 2013）。应激反应应被视为继发性（间接）而不是原发性（直接）的与受试物相关的改变。

7.3.4 生理适应性

正常细胞倾向于将细胞内环境维持在一个相对狭窄的生理参数范围内，保持一种稳定状态，这也被称为"稳态"。当细胞受到生理应激或病理刺激（如化学物质诱导的毒性）时，它们试图进行适应，达到一种新的稳定状态，并维持其活力和功能。这些适应性反应表现为细胞体积（萎缩或肥大）、细胞数量（增生）、表型（化生）、代谢活动或细胞功能的改变。如果超过了细胞的适应能力，或者外部刺激具有毒性，就会发生细胞损伤。在一定限度内，损伤是可逆的，去除刺激后，细胞恢复到稳定基线；然而，严重或持续性毒性

将导致受累细胞不可逆性损伤和死亡。

肝细胞肥大是对清除之前在肝脏代谢的化学物质的一种常见的适应性改变。苯巴比妥是这种化学物质的一个典型例子。为了增加其功能，肝细胞通过滑面内质网（smooth endoplasmic reticulum, SER）的增殖来增加代谢酶的合成以清除外源性物质，这将导致肝细胞体积增加（肥大）。随着肝细胞对代谢酶的需求增加，由于肝细胞肥大导致肝的重量和体积不断增加。在这种情况下，肝细胞肥大不伴随组织病理学或临床病理学改变，提示肝损伤应考虑为适应性和非毒性反应。在毒性反应的情况下，肝体积显著增加，由于机械压迫作用，在包膜下区域可见单个或成簇肝细胞坏死（Parker and Gibson, 1995）。适应性机制（酶诱导）可能在某一点（阈值）达到饱和，导致化学物质或其代谢产物对肝细胞的直接损伤。在这些情况下的肝细胞损伤，通常伴血清中肝转氨酶［丙氨酸氨基转移酶（ALT）、天冬氨酸氨基转移酶（AST）］显著增加，此时应考虑为毒性作用。

7.3.5 病变的可逆性

某一效应的可逆性可以作为确定毒性的证据权重的重要部分（Lewis et al., 2002）。具有部分或完全可逆的与受试物相关的效应不太可能是毒性，并可以外推到人类，表明某一特定改变（如果发生在人类身上）可能是暂时的。为了评价某一

毒性所见的可逆性，必须至少在符合《药物非临床研究质量管理规范（GLP）》的毒性研究中高剂量和对照组中额外增加少量恢复期动物。恢复期的时间要依据研究给药期的长短、之前观察到改变的性质和药物的药代动力学特点来确定。

STP对恢复研究相关需求提供了建议和最佳操作，包括毒性研究的恢复期，并探讨了在缺乏恢复数据的情况下需要预测恢复情况（Perry et al., 2013）。由于病理学家受过良好培训和经验，也可以在许多情况下对可逆性的可能性进行合理的估计。应从以下几方面考虑：受影响的器官、系统的再生能力；对相关的细胞外基质的影响和病变的发病机制。如果细胞外基质不受影响，组织损伤累及不稳定（如骨髓、造血组织、表面上皮）或稳定（如肾、肝）组织，则很可能恢复。相反，如果组织损伤累及永久性组织（如神经元、心肌）或细胞外基质受损或丢失，则不可能完全恢复，而更可能的结果是无序的非功能性清除（如纤维化）（Perry et al., 2013）。

7.3.6 药理学效应

在非临床毒理研究中毒性效应大致分为3个机制：化学物质效应、靶向效应（或基于机制）和脱靶效应。靶向效应是指对实验系统目标靶点放大的药理学效应。了解毒性机制对风险评估和项目开发策略都很重要。由于理想的疗效也来自靶

点的调节，因此，通常在不避开靶点的情况下不可能避免靶向相关效应导致的毒性。

由于已知的药理学反应而产生的效应并不一定排除其为毒性。只要没有器官 / 组织损伤的迹象和（或）它们不影响动物的一般状况，放大的药理效应不应被认为是毒性作用。如果放大的药理学作用导致的毒性效应被认为在某一实验动物种属是毒性作用，则应在研究报告中加以讨论。病理学家可以解释为什么毒性作用是一种放大的药理学效应。

例如，在红细胞生成刺激剂如促红细胞生成素的动物研究中的高剂量组可见放大的药理学效应（EMA, 2004）。在贫血的动物或人类，促红细胞生成素诱导的红细胞总量增加可能是有益的；然而，在毒性研究（正常动物）中被发现则被认为是毒性作用。较高剂量的促红细胞生成素可导致动物红细胞总量增加，长期高血黏度、血液淤滞、血栓形成、外周阻力增加和高血压。这些发现显然是致命的也是严重的毒性作用。

7.4　毒性研究中沟通 NOAEL

评估组织后，专题病理学家提供病理数据表（个体表和汇总表）和报告，其中包含与受试物相关的大体和显微改变的清晰简明的描述。在设置恢复期的研究中，报告还应提到一旦停止给药，受试物相关的改变是否是可逆的（完全或部分）或进

展的。毒性研究的病理学报告通常有两种形式：一个综合的最终研究报告（没有单独的病理学报告）和一个附于最终研究报告中的单独的病理学报告。无论什么格式，病理学家和其他科学家在研究报告的摘要和讨论中对重要研究结果 [如存活期所见、血液学、临床生化学、大体病理学（包括脏器重量）、组织病理学检查结果] 进行综合评估是非常重要的。这将确保所有与受试物相关的病理结果得到准确描述，并与其他研究结果相关联。

在描述靶器官毒性的同时，病理学家和研究人员应对毒性性质（不良反应或非不良反应）进行讨论，从而为在研究水平上建立 NOAEL 提供依据。NOAEL 不应该在病理学报告中讨论（Gosselin et al., 2011）。在剂量范围探索（短期耐受）的研究中，并不一定需要确定病理结果是否为毒性作用。这些研究的目的主要是为长期毒理学研究选择剂量，并评估毒性的潜在靶器官或靶组织。

此外，应该确定整个毒性研究而不是单个病理结果的 NOAEL。由于毒性研究是在一组独特的研究条件（如持续时间、剂量、给药途径等）下进行的，因此 NOAEL 的判定仅限于这些条件和研究中的特定种属。当收集了某一特定化合物的额外数据时，应该允许改变 NOAEL。随着长期研究数据逐渐增加，允许对化合物相关效应的时间关系进行全方位监测。

7.5 结论

在非临床毒理学研究中有许多"毒性"的定义，如何判断病理结果是"毒性"存在许多观点。建议在非临床研究中判定毒性时，应根据既定研究条件下得出的结果，效应是否对受试动物种属有害并解释所有收集到的并行研究数据。确定不良反应不应该依据跨种属的推论（包括与人类的相关性），预期的人类治疗适应证或患病人群，放大的药理学活性的推测，原发性、继发性或第三位效应（包括适应性效应）的假设或仅根据统计分析未确定。

病理学报告应该清楚陈述和确定与受试物相关病理改变为毒性或非毒性。NOAEL 应该在研究水平确定，由研究子报告（包括病理学报告）的信息所支持。学科专家（包括毒理学家、研究人员和病理学家）的意见和判断，在评估人类对不良反应的风险中相当关键。

（张妙红　张宗利　译，

王三龙　姜德建　吕建军　校）

参考文献

Bailey, S.A., Zidell, R.H. and Perry, R.W. (2004) Relationships between organ weight and body/brain weight in the rat: what is the best analytical endpoint? *Toxicologic Pathology*, 32, 448–66.

Derelanko, M.J. and Auletta, C.S. (2014) Handbook of Toxicology, 3rd edn, Taylor & Francis, Boca Raton, FL.

Dorato, M.A. and Engelhardt, J.A. (2005) The no-observed-adverse-effect-level in drug safety evaluations: use, issues, and definition(s). *Regulatory Toxicology and Pharmacology*, 42(3), 265–74.

ECETOC. (2002) Recognition of, and Differentiation between, *Adverse and Non-adverse Effects in Toxicology Studies. European Centre for Ecotoxicology and Toxicology of Chemicals. Technical Report No. 85.*

Eaton, D.L. and Gilbert, S.G. (2008) Principle of toxicology. In: Klassen, C.D. (ed.). Casaret and Doll's Toxicology: The Basic Science of Poisons, 7th edn, McGraw-Hill, New York, pp. 11–43.

EMA. (2004) Epoetin Delta Review. *European Public Assessment Report (Scientific Discussion)*. Available from: http://www.ema.europa.eu/docs/en_GB/document_library/EPAR_-_Scientific_Discussion/human/000372/WC500054474.pdf (last accessed July 29, 2016).

EPA. (2000) The Use of Data on Cholinesterase Inhibition for Risk Assessments of Organophosphorous and Carbamate Pesticides. US Environmental Protection Agency, Washington, DC. Available from: http://www.epa.gov/sites/production/files/2015-07/documents/cholin.pdf (last accessed July 29, 2016).

EPA. (2007) Integrated Risk Information System (IRIS): Glossary of IRIS Terms. US Environmental Protection Agency, Washington, DC.

EPA. (2012) Sustainable Futures/P2 Framework Manual. EPA-748-B12-001, USEPA, Office of Chemical Safety and Pollution Prevention. US Environmental Protection Agency, Washington, DC.

Everds, N.E., Snyder, P.W., Bailey, K.L., Bolon, B., Creasy, D.M., Foley, G.L., Rosol, T.J. and Sellers, T. (2013) Interpreting stress responses during routine toxicity studies: A review of the biology, impact, and assessment. *Toxicologic Pathology*, 41, 560–614.

FDA. (2005) Guidance for Industry: Estimating the Maximum Safe Dose in Initial Clinical Trials for Therapeutics in Adult Healthy Volunteers. US Food and Drug Administration, Rockville, IN. Available from: http://www.fda.gov/downloads/Drugs/GuidanceComplianceRegulatoryInformation/Guidances/ucm078932.pdf (last accessed July 29, 2016).

Filipsson, A.F., Sand, S., Nilsson, J. and Victorin,

K. (2003) The benchmark dose methodreview of available models, and recommendations for application in health risk assessment. *Critical Reviews in Toxicology*, 33(5), 505–54.

Gosselin, S.J., Palate, B., Parker, G.A., Engelhardt, J.A., Hardisty, J.F., McDorman, K.S., Tellier, P.A. and Silverman, L.R. (2011) Industry-contract research organization pathology interactions: a perspective of contract research organizations in producing the best quality pathology report. *Toxicologic Pathology*, 39, 422–8.

ICH. (2009) ICH Topic M3 (R2) – Non-clinical Safety Studies for the Conduct of Human Clinical Trials and Marketing Authorization for Pharmaceuticals. EMEA/CPMP/ICH/286/95. Committee for Proprietary Medical Products.

IPCS. (2004) IPCS Harmoninzation Project: Risk Assessment Terminology. Part 1: IPCS/OECD Key Generic Terms used in Chemical Hazard/Risk Assessment Part 2: IPCS Glossary of Key Exposure Assessment Terminology. World Health Organization.

Kaufmann, W., Bader, R., Ernst, H., Harada, T., Hardisty, J., Kittel, B., Kolling, A., Pino, M., Renne, R., Rittinghausen, S., Schulte, A., W-rmann, T. and Rosenbruch, M. (2009) 1st International ESTP Expert Workshop: 'larynx squamous metaplasia'. A re-consideration of morphology and diagnostic approaches in rodent studies and its relevance for human risk assessment. *Experimental and Toxicologic Pathology*, 61(6), 591–603.

Keller, D.A., Juberg, D.R., Catlin, N., Farland, W.H., Hess, F.G., Wolf, D.C. and Doerrer, N.G. (2012) Identification and characterization of adverse effects in 21st century toxicology. *Toxicological Sciences*, 126(2), 291–7.

Kerlin, R., Bolon, B., Burkhardt, J., Francke, S., Greaves, P., Meador, V. and Popp, J. (2015) Recommended ('Best') Practices for Determining, Communicating, and Using Adverse Effect Data from Nonclinical Studies. STP Draft Document 03/02/2015.

Klaassen, C. (ed.). (2013) Casarett & Doull's Toxicology, 8th edn, McGraw-Hill Education/Medical, New York.

Lewis, R.W., Billington, R., Debryune, E., Gamer, A., Lang, B. and Carpanini, F. (2002) Recognition of adverse and nonadverse effects in toxicity studies. *Toxicologic Pathology*, 30(1), 66–74.

Nikula, K.J., McCartney, J.E., McGovern, T., Miller, G.K., Odin, M., Pino, M.V. and Reed, M.D. (2014) STP position paper: interpreting the significance of increased alveolar macrophages in rodents following inhalation of pharmaceutical materials. *Toxicologic Pathology*, 42(3), 472–86.

NRC. (2007) Toxicity Testing in the Twenty-First Century: A Vision and a Strategy, National Research Council, National Academies Press, Washington, DC.

Parker, G.A. and Gibson, W.B. (1995) Liver lesions in rats associated with wrapping of the torso. *Toxicologic Pathology*, 23, 507–12.

Perry, R., Farris, G., Bienvenu, J.G., Dean, C. Jr, Foley, G., Mahrt, C. and Short, B. (2013) Society of Toxicologic Pathology position paper on best practices on recovery studies: the role of the anatomic pathologist. *Toxicologic Pathology*, 41, 1159–69.

Reasor, M.J. and Kacew, S. (2001) Drug-induced phospholipidosis: are there functional consequences? *Experimental Biology and Medicine*, 226, 825–30.

Reasor, M.J., McCloud, C.M., DiMatteo, M., Schafer, R., Ima, A. and Lemaire, I. (1996) Effects of amiodarone-induced phospholipidosis on pulmonary host defense functions in rats. *Proceedings of the Society for Experimental Biology and Medicine*, 211, 346–52.

Sergeant, A. (2002) Ecological risk assessment: history and fundamentals. In: Paustenbach, D. (ed.). Human and Ecological Risk Assessement: Theory and Practice, John Wiley & Sons, New York, pp. 369–442.

Shackelford, C., Long, G., Wolf, J., Okerberg, C. and Herbert, R. (2002) Qualitative and quantitative analysis of nonneoplastic lesions in toxicology studies. *Toxicologic Pathology*, 30, 93–6.

第 8 章　病理学和动物模型的局限性

Natasha Neef

Vertex Pharmaceuticals, Boston, MA, USA

学习目标

- 了解动物模型的局限性。
- 了解疾病模型在检测化合物药效方面的局限性。
- 了解常规急性和慢性动物实验在确定安全性方面的局限性。
- 了解数据的主观性和病理学家错误的可能性。

清楚地了解病理学和产生病理学终点的动物模型的局限性是毒理学家和研究人员的一个关键技能。在常规监管毒理学研究中，解剖病理学和（或）临床病理学终点通常是研究数据的重要部分，这些数据及病理学家的解释会对受试物的后续开发和使用产生极大的影响。此外，病理数据生成和（或）解释的不恰当可能会给人类带来风险，浪费动物、时间和金钱，使化合物的开发陷入困境。本章的目的是概述病理学和动物模型的局限性，以便使毒理学家和研究人员能批判性地评价病理学数据，进而谨慎地利用病理学终点。以下内容仅代表笔者的个人观点。

8.1　体内动物模型的局限性

8.1.1　用作一般毒理学模型的传统实验动物种属

监管机构要求一般毒理学研究常规使用年轻、健康的远交系实验动物种属。这些研究的设计通常按照标准格式进行（Adams and Crabbs, 2013; Greaves et al., 2004），其中病理学部分广泛使用血液学、临床生化学、尿液分析终点，而且基本上所有组织都会取材进行显微检查。这些模型的许多局限性是不言而喻的，最重要的局限性是动物与人类的生理学有所不同，因此，动物模型中观察到的毒性可能与人类无关，而一些对人类产生的毒性不一定能在动物研究中发现［包括人类与动物毒理学数据一致性总结的一般概述，请参阅发表的文章（Greaves et al., 2004; Olson et al., 2000）］。然而，除了一般性原则外，毒理学家应该牢记在评估病理结果（或者缺乏）时，这些模型或多或少存在一些明显的缺点。

8.1.2　受试物在常规毒理学实验动物种属中可能不具有充分的药理学活性

为了药物（发挥药理学作用以达到预期效应）等物质的毒理学研究能够正确地模拟人类风险，受试物在毒理学研究所使用的动物种属中所用剂量下的药理学活性必须至少与其在人类中的药理学活性大致相当。对于生物药物而言，这通常是个问题，单克隆抗体或其他蛋白质都具有非常有限的跨种属药理学活性。种属间类似的靶标结合特征不足以确保这一点，因为活性有时也由分子的其他部分介导（如单克隆抗体的 Fc 部分），不同种属间靶标的结合和（或）活性可能不同，或者与人类相比，实验种属靶标的分布可能不同。在这方面，动物模型局限性的一个典型例子就是单克隆抗体首次进行人类临床试验的悲剧结果——TGN1412，一种人源化 CD28 激动剂抗体，在自身免疫性疾病治疗过程中被作为调节性 T 细胞扩增的选择性激动剂（Suntharalingam et al., 2006）。在这个例子中，尽管 TGN1412 与人类和猴的 CD28 结合相似，但是 TGN1412 在作为主要毒理学研究所使用的动物种属食蟹猴中没有显示出药理学活性（Horvath et al., 2012）。因此，食蟹猴的毒理学研究未能发现人类受试者中发生的细胞因子风暴，给一些受试者造成终生残疾。后来发现，TGN1412 在食蟹猴中缺乏药理学活性的原因是，引发人类细胞因子风暴的主要细胞类型（CD4$^+$ 效应记忆 T 细胞）在食蟹猴中不表达 CD28 受体（Eastwood et al., 2010）。因此，尽管人类和猴抗体与靶标结合类似，但是不足以确保其在猴身上产生药理学活性，因为人类 CD28 的靶标分布于不同的 T 细胞亚群，并发挥不同的作用。

通常情况下，在至少一种毒理学研究所用动物种属中具有很低活性或几乎没有活性的生物药物是很难开发的，需要尽可能找到替代方法。一种方法是创建一个在毒理学研究所用种属中有活性的替代受试物。这通常比构建经基因修饰对受试物有反应的"人源化"动物模型（通常是小鼠）更可取，因为这样的模型通常特征不明确，因此，可能还受到其他种属差异的影响，可能低估或高估受试物的毒性作用。

8.1.3　动物模型可能无法识别产生或加剧人类特有或动物中无法发现的病变的风险

标准毒理学研究所用的动物种属，不能很好地模拟许多人类疾病和其他病理状态，而且常规研究不太可能预测。其中，最重要的例子是与人动脉粥样硬化性心血管疾病相关的急性发作的加重或诱发。NSAID 尤其是较新的选择性 COX-2 抑制剂，是在临床前毒理学研究中特征明确的药物，但其对人类心血管疾病的不利影响［通常是基于这些药物作用机制的一种理论上的可能性（Hawkey, 1999; Graham,

2006）〕只有在其获批使用人类数据后才普遍认识到（Cannon and Cannon, 2012）。随后在小鼠模拟了一些人类心血管疾病的诱因（Yu et al., 2012），但是在没有诱发动脉粥样硬化血管损害的情况下，不能用动物毒理学模型直接评估人类风险。

其他典型的例子包括行为改变，如烦躁不安、自杀意念等可能是人类特有的，但在一般毒理学研究中任何情况下都不可能用实验动物种属进行评估。人类这些方面的表现直接导致了利莫那班（大麻素受体 1 拮抗药）在其批准上市 2 年后撤出欧洲市场（Christensen et al., 2007）。

通常不能由临床前毒理学研究预测的原型药的重要毒性是特异性药物诱导性肝损伤（drug-induced liver injury, DILI），这是药物获批后撤市的一个常见原因。由于它通常影响相对较少的个体，因此，在人类临床试验中不容易被发现。尽管临床前毒理学研究中使用了高剂量，往往也不容易被发现（Greaves et al., 2004）。人类特异性遗传因素可能影响个体的易感性，并且没有可以广泛接受的动物模型（FDA, 2009; Daly and Day, 2012）。

8.1.4 动物模型可能无法识别发生率低或严重程度低的危害

毒理学研究，特别是非啮齿类动物研究，使用的动物数量有限，几乎总是少于可能暴露于评价受试物的总人数。虽然在

这些研究中为了增大毒性使用高剂量以部分弥补动物数量有限的问题，但即使是通过多个研究，毒性作用仍然可能未被发现或偶尔发生，以至于认为与受试物无关。如果某个病变的"真实"发生率在啮齿类动物中为 10%~20% 或大型动物中为 30%~50%，偶然情况下，在标准研究中毒理学所用动物种属易感病变不会出现在最高剂量组，如果当它发生在一个较低的剂量组时，则可能基于缺乏剂量反应关系而被视为与受试物无关。在使用动物数量较少的非啮齿类动物研究中，这一点发生的可能性很大，而解释这种数据的一个常见错误是假设在非啮齿类动物研究中不发生大鼠发生率低的病变（尽管全身暴露类似），而是"啮齿类动物特异性"发现。在这些情况下，应注意：如果动物的数量少，缺乏证据并不一定意味着不存在病变。

8.1.5 对发生率低的所见的可逆性或恢复情况误解的可能性

毒理学研究一个相关的问题是对恢复期动物数据的过度解释，特别是对于非啮齿类动物，通常恢复期每剂量组每种性别仅使用 2 只动物。啮齿类动物恢复期通常每种性别只有 5 只动物，其低发生率的某些变化也可能是对恢复期动物数据的过度解释。恢复期动物没有出现只在给药期结束后剖检的少数动物中出现的病变，这可能仅仅是因为恢复期动物中不存在该病

变，但在毒理学报告中有时会将这种数据解释为明确提示"可逆性"。毒理学研究中有时也被要求探讨啮齿类动物和非啮齿类动物的临床病理学结果的可逆性，只是对数据进行简单浏览就可以看出恢复期的个别动物在给药结束时也没有受到影响。在有解剖病理学病变的情况下，所讨论的病变存在临床病理学生物标志物，对于解释可逆性非常有用，因为可以了解病变的性质和其可能的可逆性（Perry et al., 2013）。

8.1.6　对实验动物种属中自发性较高而在人类中相对罕见的病变与受试物的相关性可能被高估或低估

毒理学家应该了解不同的实验动物种属常见的自发性背景改变，因各剂量组中发生率的随机差异可模拟或掩盖受试物效应。常见的情况是，与对照组相比，将严重程度或发生率有增加的病变误认为与受试物相关，而实际只是由于偶然，或某种所见是常见的背景改变，但在特定研究对照组动物中却意外地根本没有出现。这些很难做出判断，因为真正的与受试物相关病变的增加可能与自发性改变难以区分。然而，毒理学家通过了解最常见自发性病变类型（见第 3 章）可以提醒他们对案例进行进一步调查，如参阅历史对照数据（了解有问题病变的正常发生率）或获得第三方专家的意见，可保证对数据进行最佳解释，这种做法是比较合适的。

有关常用实验动物种属的自发性病变的综述发表相对较多，观点不尽一致（如 Lowenstine, 2003; Chamanza et al., 2010; McInnes, 2012）。典型的例子包括大鼠心肌病和大多数种属的局灶性肾小管变性 / 再生。这些例子中各组间发生率 / 严重程度的随机差异很大，可能掩盖或错误地提示潜在严重的受试物效应。对于动物数量较少的非啮齿类动物研究这可能是一个特殊问题。

与之相比，比较有用的是致癌性研究中常规进行具有多次测试校正和与历史对照数据比较的统计分析，可防止对给药组和对照组动物肿瘤发生率差异的过度解释（FDA, 2001）。这意味着，特别是常见病变，P 值远低于传统的 0.05 才具有统计学显著性意义。由于一般毒理学研究非肿瘤性病变不进行统计学分析，这种调整不会自动产生，因此，更可能过度解释数据。

此外，应考虑的一个限制是，一般毒理学研究将假定与受试物相关改变的发生率与历史对照数据进行比较有时是不可靠的，因为这些结果是非肿瘤性和可能被认为"正常"的，意味着许多病理学家通常不进行诊断，尤其是在对照组动物中，因为它们不可能与受试物相关（McInnes and Scudamore, 2014）。在这些情况下，历史对照数据会错误地降低病变实际背景发生率。毒理学家处理无法用历史对照数据进行解释的病理结果，最好的方法（如果尚未进行）是将有问题切片与近期其他研究中合理数量的对照组动物的切片进行比较，专题病理学家和同行评议专家共同评议。如果不可能做到这一点，可以由具有该种属长期研究、阅片经验丰富的第三方病理学家进行切片评议，可以确保数据解释的合理性。

8.1.7 仅使用处于理想状态下的年轻、健康动物对老年/患病人群的有限预测性

使用无并发疾病或增龄性改变的青春期或年轻成年动物，规范其饲养环境、饮食和其他实验条件的主要原因之一，是为了减少动物间差异，以提高临床前毒理学研究的敏感性。这些健康动物的主要器官、系统（免疫、心血管、肾、肝等）通常具有强大的储备功能，因此，许多情况下，在存在由受试物介导的退行性和（或）功能性改变的情况时，器官功能障碍不太可能出现。与此相反，临床试验环境外的一般人群将包含许多易感性明显大于受试动物群体的个体，而且预期的患者群体往往含有在一个系统或多个系统受损的不成比例的数量。再者，相对于预期人类暴露量更高的毒理学研究剂量将在一定程度上补偿受试动物的高储备功能，但在某些情况下（如当整体耐受性问题阻制了毒理学研究所使用的动物种属理想的暴露倍数时）使用保持在理想条件下的健康动物，可能是一般毒性研究的一个重要限制因素。

相反，在年轻的、生长期动物中，一些毒性可能被放大，从而高估了成年患者人群的风险。一个常见的例子是影响骨沉积或重建的化合物，它可以对具有活跃的骨生长板的年轻生长期动物产生相当复杂的改变，但对于成年人却几乎没有影响（Gunson et al., 2013）。通常，实验动物生长速度越快，其敏感性越高，从而导致出现似乎有悖常理的情况：相同的剂量下短期研究出现的毒性比长期研究的毒性更为突出，仅是因为在研究结束时，短期研究中动物更年轻，其生长更迅速。

此外，使用健康动物的一个限制是，当受试物用于抵抗预期患者人群的异常生理学时，受试物在药理学范畴内可能会限制剂量。例如，低血糖与低血压疗法，在血压正常或血糖正常动物的低全身暴露倍数下会导致危及生命的低血压与低血糖。这阻碍了能耐受更高剂量的患者中可能发生的其他毒性特征的观察。

最后，一个被广泛认可的限制因素是非啮齿类动物研究中使用的年轻雄性动物相对未性成熟，使毒理学家、临床医生和监管人员很难在他们收到的非啮齿类动物研究报告的基础上评估雄性动物生殖器官的毒性。大多数情况下，未成熟的睾丸处于静止、青春期前的状态时，对生殖系统毒物不敏感，而围青春期睾丸和附睾常显示精子发生障碍和明显变性，与潜在的受试物相关毒性不能区分（Creasy, 2003）。与围青春期状态有关的睾丸改变可能掩盖或被误认为是受试物效应。遗憾的是，病

理学家通常在这些非啮齿类动物研究中不记录睾丸的未成熟或围青春期状态，因此，毒理学家或监管人员可能不清楚该研究是否充分评估了睾丸安全性，或可能对睾丸的围青春期改变产生疑问。研究中个体动物的年龄是判断可能性成熟的一个有用指标［食蟹猴至少 5 岁龄（Smedley et al., 2002），犬至少 10~12 月龄（Lanning et al., 2002; Creasy, 2003）］，但研究报告中通常不记录个体动物的年龄。毒理学研究中毒理学家估计性成熟的更简单和更可靠的方法是测睾丸重量（作为体积的替代指标），因为个体动物的睾丸重量在研究报告中通常容易获得。食蟹猴的双侧睾丸重量约大于或等于 20g 表明性成熟（Ku et al., 2010）；犬的睾丸重量值变化较大，但睾丸重量大于 20g 很可能已经性成熟（Olar et al., 1983; Goedken et al., 2008）。

8.2 药效/疾病模型作为毒理学模型

使用体内疾病动物模型（传统上是作为毒理学模型用来评估候选疗法的药效）在制药行业中越来越普遍，在某些特殊情况下，监管人员正积极考虑将其作为评价临床上遇到的潜在毒性的一种方法，这些毒性不能由传统的临床前毒理学研究所识别（FDA, 2014）。这种潜在模型很多，包括遗传修饰啮齿类动物、手术模型如输尿管结扎致肾功能不全（Chevalier et al., 2009）、半月板切除致膝关节炎（Bendele and White, 1987），以及

通过已知毒物如链脲霉素产生的糖尿病模型（Like and Rossini, 1976），或佐剂诱导的关节炎（Bendele et al, 1999）。这类疾病模型已成功地用于在临床中出现的毒性研究，例如，阿尔茨海默病的遗传修饰小鼠模型（APP23 转基因小鼠），在临床试验中用 β-淀粉样物质免疫后（Pfeifer et al., 2002），被用来研究人类致命性脑膜脑炎伴 β-淀粉样物质在脑血管沉积的发病机制。

从疾病动物模型中收集安全数据的潜在优势包括通过收集相同组别的研究动物的安全性和药效终点来尽量减少动物的使用数量，并在开发的早期阶段获得关于特定治疗靶点/候选分子的毒理学信息。缺乏药物药理学靶点的遗传修饰小鼠，有时也有助于区分与受试物预期药理学有关的毒性。其他可能性包括使用补充毒理学模型来克服夸大药理学作用的问题，这混淆了常规毒理学研究数据解释的问题。例如，合成胰岛素的降糖疗法，由于在低全身暴露倍数下就可能产生危及生命的低血糖，导致在正常动物中无法研究其毒理学（FDA, 2000）。即使在正常的动物中可以达到合理的药物暴露量，也可能出现由于放大的药理学作用产生病变，需要特殊的类似于目标患者人群的动物模型来证明不会产生上述病变。例如，预期用于治疗糖尿病的降糖药（葡萄糖激酶激动剂）分别在猴和大鼠中产生与低血糖相关的血管和神经病理学改变，但低血糖很少或根

本不会在预期的患者人群中发生此类病变
（Pettersen et al., 2014；Tirmenstein et al.,
2015）。

这就是说，由于这些疾病模型的局限
性（详见下文），即使可能比正常动物承
受更高的暴露量，它们通常也不被用作毒
理学模型。相反，这些疾病模型更常用于
针对性研究，为支持某一假设（某种特定
毒性与预期用于人类的受试物不相关）提
供所需的实验证据（Morgan et al., 2013）。

从理论上讲，动物疾病模型也可以用
来确定某一受试物的毒性效应在特殊患者
人群中是否会加重。疾病动物模型可能被
用来评估对器官功能产生轻微影响的药
物，这些药物在标准毒理学研究中很少或
没有不良反应，但可能对器官系统（最常
见免疫系统、心血管系统或肾）已经存在
损害的患者具有显著的风险。然而，实践
中疾病动物模型很少被用于此类型的安全
性实验，更常见的是使用健康动物的针对
性专门研究来评估受试物对免疫系统、心
血管系统或肾功能影响与特殊患者人群的
潜在相关性，因为这些疾病动物模型可能
更敏感，进而产生更多的可重复性结果。
正常动物已建立非常完善的体内安全药理
学试验系统，通常用于在单次给药后（如
有必要，可多次给药）更灵敏地检测肾、
胃肠道、呼吸或心血管系统功能改变，这
种方法被监管机构建议用于对特殊患者人
群的风险评估（ICH, 2001）。同样，监管
机构推荐的免疫毒性实验方案一般采用健

康动物用于检测微小改变与免疫抑制患者
人群的潜在相关性（ICH, 2006），而不是
在免疫抑制动物模型中寻找改变。

8.3 药效／疾病模型作为毒理学模型的局限性

如前所述，疾病动物模型对毒理学数
据收集的意义有很多令人信服的理论依
据（科学性和非科学性）。已发表的文献
中有很多使用这些模型成功阐明毒性风险
的案例（Morgan et al., 2013）。然而，已
发表的文献通常不能反映下述情况：疾病
动物模型未证实的假设，或在这些模型中
出现了与受试物关系不确定或与人类不确
定相关的其他潜在安全信号。因此，毒理
学家着手从这些研究中收集安全性终点之
前有许多需要仔细考虑的问题。如果不这
样做可能会产生某些误导或一些数据无法
解释，且仍然必须将这类资料提交给监管
部门。

8.3.1 缺乏作为安全性／毒理学模型的证据

如果疾病动物模型被验证过，那么
它们通常是用来显示旨在改善疾病状态
的药效模型。这与显示受试物并不会使
疾病恶化，或从不直接受疾病影响的器
官中寻找毒性效应（但可能间接地受到
疾病状态的影响，从而使病变的解释变
得复杂）有很大的不同。因此，建议对
阳性和阴性对照（目前在人类疾病建模
中使用的化合物，在特定人群中有或没

有特定的毒性作用）做一些特殊的验证。没有这一点，这种模型将不能提供可靠的安全保障，任何已发现的毒性作用也不一定能外推到人群。即便如此，任何具有普遍意义的验证都需要使用许多阳性和阴性对照，利用不同的药理学作用机制进一步验证，且也需要很长的时间及较多数量的动物。

验证用以确定与疾病增强相关的毒性效应的疾病模型非常困难的一个典型例子，是建立良好的 4- 羟丁基（丁基）亚硝胺致啮齿类动物膀胱癌模型，最近由美国 FDA 推荐用于评估药物在具有膀胱癌癌前病变的人类体内促进膀胱癌形成的可能性（FDA, 2013）。确定了不同药物在这个模型中可促进和抑制膀胱致癌作用，也包括一些被认为在人膀胱致癌作用中发挥类似作用的遗传毒性药物（wanibuchi et al., 1996）。不幸的是，与人类膀胱癌无关的药物（尽管在一些情况下对暴露人群进行了广泛的监测）被发现在这种模型中可促进膀胱癌的发生。这些药物包括抗坏血酸（维生素 C；Fukushima et al., 1984）和降糖药罗格列酮（Lubet et al., 2008）。此外，已知可增加人类膀胱癌风险的药物如环磷酰胺，在这个模型中没有显示出促进作用（Babaya et al., 1987）。因此，尽管这是一个建立良好、特征明确的癌症模型，但将其用于预测关于非遗传毒性药物对膀胱癌的促进作用的人类安全性是值得怀疑的。值得注意的是，为了得出这一结论所需的数据收集已经耗费了大量的时间和动物。验证一种疾病动物模型用于可靠地预测人类安全性，这种工作很难重复进行。

实际上，充分了解疾病动物模型以及如何将从中获得的安全性数据外推到人类比较困难，一旦在常规毒理学模型中获得基线安全性数据，那么从人类临床试验中可以更可靠地获得有关特殊疾病情况或特殊患者人群的进一步的安全性数据。

8.3.2 疾病模型很少具备人类疾病的所有要素

疾病动物模型很少具备人类疾病的所有要素这点已被广泛接受。这在许多方面限制了疾病动物模型在安全性筛查中的适用性，其限制性远远超过了药效筛选，药效筛选可以选择一个预定义的和验证后的终点，而不考虑该特定模型中疾病其他特征是否缺乏外推性。

2 型糖尿病是一个很好的例子，有许多模型至少具有人类疾病的一些特征，但没有一种模型具有所有特征（包括糖尿病人群可见的动脉粥样硬化加速），在人类有效的糖尿病治疗方法不一定在每个模型都有疗效（Calcutt et al., 2009; King, 2012）。出于这个原因，这些模型都不可能提供糖尿病人群中所有潜在毒性的可靠指标，并可能表现出一些不相关的毒性，这种毒性是该特定种属的特定疾病模型所特有的。

当然，2 型糖尿病是一种复杂性疾病，其潜在病因尚不十分清楚，因此各种动物模型的缺陷也不尽相同。即使发病机制比较明确的疾病，在动物中也常常不能很好地模拟。囊性纤维化是一种单基因疾病，在人类是由 CFTR 氯离子通道基因的各种突变所产生的非常一致的病变类型。然而，具有相应的 CFTR 通道基因的天然小鼠或设计突变的小鼠、猪和雪貂可用作体内模型，但不能完全模拟人类疾病的表现（Keiser and Engelhardt, 2011）。

8.3.3　疾病动物间差异性大和（或）动物数量少导致敏感性受限

一般情况下，疾病动物模型产生的病理改变相当严重，经常在毒性研究阶段进一步发展，且动物间的差异性大（几乎可以肯定，比标准毒理学研究使用类似数量健康组动物的基线数据差异更大）。外科疾病模型尤其如此。由于大多数或所有动物使用与人类相当的剂量 / 暴露量药效应该是显而易见的，所以药效模型中由较大差异性导致的较低灵敏性是可以接受的。然而，在毒理学研究中一个或少数动物中发生相对较小的效应可能比较重要，这种效应可能由于疾病动物模型中的背景性差异而无法显示，或者是与模型相关而不是与受试物相关的偶然发现，可能被解释为与受试物相关。

除此之外，一个复杂因素是，在研究过程中，需要考虑模型中疾病的进展。即

使动物根据疾病诊断标准最初是完全随机分组，疾病的进展也将增加差异性。疾病进展（以及其他毒性终点）可能受到受试物的影响，并且临床恶化动物毒性终点的恢复将很难评估。还应注意的是，疾病过程和（或）动物的品系（通常为近交系）可能会影响受试物的药代动力学和代谢，毒代动力学数据需要在疾病模型数据与传统毒理学研究数据进行比较之前进行评估。从一组具有不同疾病严重程度动物的合并样本进行 TK 分析的有效性也同样需要考虑。

疾病模型固有的额外的差异性表明，可靠地评估毒性终点所需的动物数量在理论上较多，如果要达到类似的研究效果，可能比常规毒理学模型中所用的数量更多。然而，在实践中，这些疾病动物模型的固有困难，如手术或构建转基因动物常意味着往往达不到预期的数量，从而使得研究的敏感性相对较低。

8.3.4　缺少历史数据

疾病模型中安全性终点的历史数据通常是有限的甚至完全没有。这使得病理学家或监管人员可能会将偶发性所见过度解释为与受试物相关，尤其是在动物数量较少和个体差异性较大的研究中。

8.3.5　非监管实验室条件相关的风险

有别于传统的毒理学研究，涉及外科手术模型和非标准动物种属 / 品系的研究

通常在非 GLP 机构进行，其疾病控制、程序标准化、数据记录、仪器校准、人员资质等可能有限。这些因素中的任何一个都可能影响数据的质量和完整性。在这种情况下，虚假的结果（包括死亡）或未被发现的重要结果的风险性更高。对于安全性终点，如果没有令人信服的其他解释，即使是单个的异常所见也必须考虑可能与受试物相关，且如果化合物已用于临床或被后续开发，必须向监管机构报告。因此，毒理学家应该仔细考虑在非监管环境中生成数据的风险。

关于这些背景下的病理学，确保任何病理学终点都由合格的和经验丰富的解剖和（或）临床病理学家（视情况而定）进行解释相当关键。即使有关模型的病理学数据通常由非病理学家生成，这也应该适用。在文献报道中，有许多非病理学家对组织病理学误判的例子，即使是熟悉的、预先设定的药效终点（Ince et al., 2008），并且由未经培训的病理学家对不熟悉的组织、不熟悉的终点进行可靠地识别和（或）解释的可能性也很小。

即使是学术机构中合格的病理学家也可能不熟悉毒理学数据收集和命名规范。出现的问题包括用诊断或解释代替原始观察结果，例如，应该被描述为组织的黄色变色被诊断为黄疸。不幸的是，剖检报告中的描述或诊断作为原始数据，即使可用研究中的其他数据再次被证明（如受试物使组织变黄），也不能

轻易进行重新描述或诊断。主要在学术机构中从事特定项目研究的病理学家也可能对毒理学要求筛查的全部组织清单的部分组织相对不熟悉，因此，可能会误判或无法识别一些有毒理学意义的结果。

总之，虽然疾病动物模型可以成功地用于开发新的治疗方法，但它们不太适合生成毒理学数据。它们最适合用预定的终点回答特定的问题（如果不能用传统的毒理学或安全药理学模型来实现这个目的），而不适合一般毒理学评价。证明药效需要效应足够大、动物数量足够多，以保证这些改变具有统计学意义。预先了解预期的终点和这些终点中基线的差异性，以便于研究可以进行适当的判断。此外，即使只影响一只动物，无论其统计学意义如何，毒性都应引起重视，并且往往有很多不能提前预知的潜在终点。疾病模型固有的差异性和缺乏关于这些潜在毒性结果的历史数据，意味着在大多数情况下不能可靠地区分真正与受试物相关的毒性结果和偶发性效应。

8.4　体内毒理学模型的病理学局限性

8.4.1　解剖病理学评估不能识别缺乏形态学相关性的危害

当组织的解剖病理学检查没有提供毒理学研究过程中动物死亡、濒死或其他不良临床症状的主要原因时，毒理学家了解

潜在毒性的可能范围非常有用，包括心律失常（在合适的种属中进行体内遥测心血管安全性药理学研究对检测心律失常有帮助），某些神经系统异常（为此专门设计安全药理学终点，神经传导研究甚至仔细的临床观察可能比解剖病理学更敏感；Greaves, 2012），某些部位器官功能的改变如肾小管上皮细胞（尿液分析终点可能提供更多的信息）。也就是说，专题病理学家具有临床经验，在了解导致各种疾病表现的过程中受过专门训练，所以与专题病理学家讨论往往可以帮助毒理学家找到非病理学研究结果的相关机制解释。

8.4.2 评估研究中濒死动物或死亡动物的病理学局限性

当受试物产生导致动物死亡或濒死的毒性时，病理学家从收集到的异常结果中确定引起一系列变化并产生其他的、继发的解剖病理学或临床病理学改变的主要毒性特别具有挑战性。与终末期心功能不全或其他原因引起的休克导致器官灌注不良可能使许多器官产生坏死性改变，以及肝和肾损伤标志物的急剧增加，与主要靶器官的毒性无关（Kumar et al., 2015）。毒理学家应该了解从濒死动物（如剂量探索性研究的非耐受剂量）收集的解剖病理学尤其是临床病理学数据可能会产生误导，特别是当数据不是由合适的专家解释，或者沟通不够，解释数据的病理学家不清楚动物的临床状况时

更是如此。

8.4.3 在其他类型的体内临床前安全性研究中解剖和（或）临床病理学终点的局限性

在期望彻底研究某一特定毒性，或使毒理学家确信某一功能改变无解剖病理学相关改变时，其他毒理学或体内安全药理学研究（常规或研究性）有时包含解剖病理学终点。其他情况包括研究期间出现的意外死亡或其他毒性结果的解释。毒理学家应仔细考虑从这些研究所获得数据的局限性，包括以下内容。

- 动物可能并非没有改变，与当前受试物给药无关的病理改变可能被误解。
- 可能没有进行比较的适当的对照组织，从而导致任何改变与受试物之间的关系的错误结论。
- 与手术、长期内固定等有关的组织改变可能会影响解释（特别是没有对照组动物数据时）。
- 剖检可能由不熟悉标准化剖检方案和规程的工作人员进行，取样可能不合适、误解或遗漏与受试物相关的大体病变。

同样，生殖毒理学实验方案有时需要记录剖检时大体病理所见，后续可进行或不进行这些组织的显微评价或临床病理终点检测。在出现了意外濒死或死亡动物的研究中，这可能特别有用。但与妊娠或

哺乳期（特别是如果没有可用的对照组织时）激素状态相关的不常见的形态改变，并缺乏妊娠/哺乳期适用阶段的历史解剖病理学数据或临床病理参考范围时，进行数据解释可能存在不准确现象。

在需要使用解剖病理学或临床病理学以了解研究中没有常规终点的情况下，较好的做法是分别开展针对性的研究来收集解剖病理学和临床病理学数据。

8.4.4　与取材错误相关的组织病理学局限性

根据其性质，组织病理学检查评价某一器官的二维（two-dimensional, 2D）样本，根据器官的大小，可以制作涵盖100%横截面面积（如啮齿类动物的甲状腺、肾上腺、垂体）到远小于1%（如犬的肝或肺，任何种属动物的骨骼肌）的切片。当然，作为某一组织或器官三维体积的百分比，取样的面积要比这小得多。由于许多病变本质上是局灶性的，其范围可能被低估，也可能完全被遗漏，或在非常有限的样本中存在随机差异性，这可能意味着组间的病变范围或严重程度的真实差异被夸大或忽略。众所周知，一些潜在的取材错误是不可避免的，毒理学家（和监管人员）有时不清楚病理实验室操作（无论多么严格遵循 GLP 规范）在多大程度上导致取材错误，高估或低估毒性和（或）研究之间的不一致性。

剖检人员的能力和经验是确保识别局灶性大体改变和进行取材用于随后的显微镜检查和诊断的关键因素。病理学家对剖检进行监督非常有必要，但不能替代有经验的剖检人员。因为只有一个监督病理学家可以在解剖人员身后观察一只小鼠或多只动物的解剖。而且，毒理病理学家通常不进行剖检。目前有资质的病理学家对毒理学研究所用动物种属的器官的大体外观经验相对较少。如果某一病变未被识别或未取材，则最终可能导致对人类风险的显著高估或低估，这取决于该病变发生在对照组还是给药组动物。此外，剖检没有进行盲检，解剖人员知道哪些动物是给药动物。对照组动物应进行详细程度相同的评估，以防止在对照组和给药组动物大体改变的诊断和取材上有任何偏差。

还有一点要记住的是，毒理学研究报告的许多组织学病变在大体观察时不可见，病变在整个器官的分布可能不均匀。因此，组织/器官的取材部位需要一致。实验室的剖检标准操作规程（standard operating procedure, SOP）中应做详细规定。剖检 SOP 的详细程度对任何特定实验室最终产品可能的一致性起到很好的指导作用。例如，一些肝毒性在某一特定的肝叶更明显或更不明显（Richardson et al., 1986），啮齿类动物骨骼肌的取材部位影响切片中 I 型和 II 型纤维的相对数量。由于不同的纤维类型对一种特定药物可能有不同的反应，在毒理学研究中肌肉取材方案的差异会影响肌肉毒性表现（Westwood et al., 2005；Okada et al., 2009）。

实验室组织处理程序也可以明显限制获得的病理数据的价值。即使在精确的一致性的特定实验室，切片上组织的数量、取材器官中的部位和在切片上的方向等实验室间的差异，都可能影响某一研究检测某些与受试物相关改变的敏感性。例如，根据笔者的经验，睾丸切片可在每个睾丸的全部横截面［如果睾丸大，则分成两个部分，兼有两侧附睾的各部分（头、体、尾）］与每个睾丸横截面面积约六分之一的部分睾丸、附睾头和对侧附睾尾组成的同一切片之间选择应用。后者与前者组织面积相比，可能为前者组织面积的20%~30%，虽然病理学家评价速度更快，但对局灶性病变的敏感性明显低于将睾丸和附睾的所有部位都进行显微镜检查的情况。甲状腺肿瘤的发病率，同样也受器官是纵切或横切的影响（Hardisty, 1985），由于没有标准的方法，实验室之间对某些甲状腺改变的数据可能没有可比性。问题是，对于毒理学家，发现这些取材程序的细节往往需要追踪某一特定实验室研究开展时所执行的SOP。

不同研究之间/实验室间的其他差异包括在任何水平对某些组织取材的一致性问题。当第一次制片时小的、容易丢失的器官不存在时，实验室通常不会重切或对湿标本进行重新取材，例如，雄性大鼠的乳腺、雌雄大鼠的甲状旁腺、老龄化大鼠的胸腺以及小鼠和大鼠亚器官如肾上腺髓质及垂体3个功能独立的部分。此外，如果这些组织或亚组织在检查的切片上不存在，一些实验室/病理学家可能不会记录。这种类型的取材差异可能会混淆与受试物相关改变的检测，或（经常）导致不同实验室之间同一研究设计的不同NOEL结果出现。当研究间出现预料之外的差异，毒理学家应审查有关组织取材方案，以评估组织取材影响解剖病理学数据的可能性。

8.4.5 定量解剖病理学的局限性

使用图像分析来定量二维显微切片的组织改变相对简单和便宜，或直接通过苏木精-伊红（HE）切片或使用免疫组织化学、原位杂交（in situ hybridization, ISH）或组织化学特殊染色来定量分析。定量数据比常规半定量方法获得的数据较客观和更敏感，毒理学家和监管人员都更加放心。在一个或几个二维显微切片评估常见的定量病理学终点包括增殖指数（使用标志物如KI67和BrdU），某一特定细胞类型横截面的百分比（如胰岛中胰岛素阳性β细胞占整个切片面积的百分比），淋巴组织切片中CD4+、CD20+细胞的相对数量。但是，这些终点的有效性取决于一系列的假设，使用常规毒理学研究固定后的组织制作的二维显微切片获得的数据，其中一些或全部终点可能无效（Mendis-Handagama and Ewing, 1990; Boyce et al., 2010a; Gundersen et al.,

2013）。在涉及细胞 / 细胞核数目或密度的评价时，这的确是个问题，病理学家自己有时也不清楚这些技术的一些局限性。Boyce（2010a）和 Gundersen（2013）等对某些缺陷进行了合理的综述，在这里总结了一些可以产生误导性结果的主要错误假设。

- 假设在二维切片中细胞核或细胞的计数结果反映了器官三维空间中的相对数目。事实上，二维切片上的计数与垂直于切面的细胞高度（未知）成正比，因此，与整个器官内的实际数量没有已知的关系。

- 相关假设。受试物不影响被计数的细胞类型或细胞核的形状或大小，因此，给药组和对照组动物相比在二维切片上的细胞外观无差异。在计算细胞增殖的标记指数时是个特殊问题，细胞死亡率或细胞分裂率的改变极有可能导致细胞核或细胞大小的改变，因此，在二维切片中的计数也有改变。效应对细胞增殖影响较小的情况下，真正的受试物效应可能与影响细胞核或细胞高度的效应无法区分。后者的变化会影响切片上特殊细胞核改变的可能性，大的细胞核往往被过度计数，而较小的细胞核则计数不足。

- 假设除了改变感兴趣的参数，受试物也不影响切片中作为评估参数时参考的其他细胞类型——"参考陷阱"。例如，通过胰腺切片的胰岛素染色区域百分比来确定受试物是否影响 β 细胞"团块"。在毒理学研究中，与对照组比较，胰腺外分泌部组织体积的减少是完全可能的——或简单由于给药组动物体重较轻或由于食欲不振、分泌需求减少、血流量减少等导致外分泌组织的选择性丢失。如果对照组和给药组 β 细胞区域（胰岛素染色）相同（如 3%，与 β 细胞占整个胰腺组织的 1%~5% 一致）且对照组组织总横截面面积为 100，给药组为 75（后者由于受试物直接或间接效应导致外分泌组织减少），对照组胰腺的 β 细胞染色的横截面面积百分比是 3%，给药组动物为4%（尽管 β 细胞面积没有变化，β 细胞"团块"明显增加 33%），那么乘以整个胰腺重量将校正这种错误的假设（即使这种基本调整也往往不会实行），但不能校正其他潜在的错误假设，如处理过程中组织收缩、胰岛不均匀分布或受试物相关效应在胰腺内分泌部或外分泌部的不均匀分布。

- 假设与处理相关的组织收缩不受受试物的影响。给药组动物可能会发生不成比例的组织收缩现象，那么固定后的器官重量或切片上的组织面积将会对组织体积提供一个有偏差的估计。这种效应可以非常显著，例如，在研究内分泌药物对睾丸间质细胞数量的效应时（参见本节后面内容），对照组大鼠睾丸组织从新鲜状态到固定后收缩约 1.4%，给药组大鼠收缩约 14%，而后续处理至切片进一步收缩，对照组大鼠约为 3%，给药组大鼠约为 17%。因此，对给药组与对照组动物固定后的器官重量或显微切片上的横截面面积的比较是无效的（Mendis-Handagama and Ewing, 1990）。

● 假设单张切片（通常取器官最厚的部分）代表整个器官，相关的假设是受试物对器官所有部位的影响都是一致的。

以下是已发表文章列举的情况，即根据错误的假设，在二维显微切片上尝试形态测量的缺陷。在这个例子中，研究 17β 雌二醇处理对大鼠睾丸间质细胞数量的影响。当根据睾丸间质细胞数值密度（即通过睾丸的标准组织切片，计算睾丸单位面积的细胞数量）进行评估时，受试物似乎显著增加了睾丸间质细胞数量。相反，当使用适当的体视学技术和对其绝对数量进行评价时，观察到睾丸间质细胞数量显著减少（如预期的）。产生差异的原因包括：受试物也使睾丸体积减小（横截面面积也变小），而体积是用于比较细

胞密度的分母（"参考陷阱"）；给药组动物处理导致的收缩较大，因此，进一步放大基于横截面面积细胞数量增加这一人为现象；并且受试物诱导睾丸间质细胞自身的收缩，因此，相对于其他组织，由二维切片结果计算的间质细胞数量就会增加（Mendis-Handagama and Ewing, 1990）。

一般而言，如果肉眼很难发现组间差异（不要求形态测量），仅对一个或几个代表性的切片进行图像分析的简单形态测量，而不进行系统的体视学分析，可能给出不能反映某个特定器官发生的实际改变的误导性结果。在下结论时需要对毒理解剖病理学变化进行定量测量，基于设计的体视学通常是唯一合适的选择（Boyce et al., 2010a）。添加简单的形态测量来确认定性或半定量的观察结果为"好"，可能会产生误导性的结果，与研究中的其他数据相矛盾，并可导致对有效假设的错误拒绝。根据经验，一般原则是（Boyce et al., 2010b），常规终点（如证明增生的 Ki67 阳性细胞核比较数值密度结果）的大的改变（3~4 倍）不太可能被错误的假设掩盖，特别是有其他数据支持时，如相应的器官重量增加。但是较小的改变很容易受到偏差的影响，以至于真正的改变可能与用简单的二维形态测量计算出的数据相反。尽管基于设计的体视学比较烦琐和昂贵，但是当定量微小组织改变是测试假设的唯一手段时可能是最好的方法。

毒理学家考虑定量解剖病理学终点应

该清楚以下问题：①进行了标准半定量解剖病理学评价，定量还有必要吗？②如果认为有必要，对显微切片进行分析是不是最合适的方法？有时它会引导病理学家在原有半定量形态学诊断的基础上推荐进行定量的形态测量。然而，同样的目的有时可以用其他方法更为直接、便宜、快速和高效地获得。

细胞或器官内某些物质的蓄积可通过组织分析更好地直接评价，而不是染色后在二维切片中再尝试定量该染色。例如，肝内脂肪变可以通过直接测量总甘油三酯含量进行定量，而不是在显微切片中对肝细胞空泡进行染色。肾小管上皮细胞聚乙二醇（polyethyleneglycol, PEG）贮留通过直接测量组织样品中的 PEG 能进行更好的评价。当考虑对免疫组化切片进行形态测量时，组织消化后进行荧光激活细胞分选术（fluorescence-activated cell sorting, FACS）可被视为一种替代方法，因为其对组织样本中的大多数或全部细胞进行计数。与之相反，显微切片仅占样本总数的一小部分，而且不清楚二维细胞计数与整个器官数量的关系。有时候非常简单，标准的终点就足够了，如以心脏重量作为测量心肌细胞形态测量的一种替代方法，或心脏肥大情况下测量心室壁的厚度等。

8.4.6　与主观性和病理学家错误相关的病理学局限性

解剖病理学家的诊断数据，以及在陈述性报告中对诊断数据进行解释，都是研究的原始数据，可能放大了毒理病理学主观性的重要性（United States Federal Register, 1987）。这意味着，一旦签署解剖病理学报告，则不能轻易重新解释，因此，委托方的毒理学家在报告的草稿阶段进行审阅和提供意见是至关重要的。对于没有病理学资料支持的毒理学家来说，解剖病理学形态诊断通常不是非专业人士可以参与的，如果没有正规的病理学培训和实验动物病理学直接经验，随后对这些数据的解释也将极具挑战性。解释临床病理学数据对于没有经过专业培训和没有经验的非兽医人员同样十分困难。因为这些数据类似"黑匣子"，非病理学家有时会觉得难以对其进行审阅甚至解释。然而，对诊断和解释潜在错误常见原因的理解可以帮助毒理学家识别与病理学数据生成和解释相关的潜在危险信号，并在研究报告过程的早期能处理相关问题。毒理学家认识到与主观性相关的病理学数据的局限性也非常重要，以便在考虑将病理学终点增加到非标准毒理学研究时避免不必要的风险。

8.4.7　解剖病理学的误诊 / 漏诊

很多医学科学往往必须依靠医生个人的主观判断，包括放射学、诊断病理学以及一般的临床诊断。虽然大家都承认，专家经常会在一个特别困难的诊断上存在分歧，在临床实践中，即使相对简单的诊断有时也会被遗漏或发生错误，这一点常常被人们忽略（Robinson, 1997; Berner and Graber, 2008; Schiff et al., 2009）。毒理病理学发生错误的程度没有量化的数据，但有数据表明其主观性较强，需要细致的观察和主观判断的专业知识，如放射学和医学诊断病理学。

放射学误诊的综述表明，2%~20%的放射学病例具有"临床显著或重大错误"（Goddard et al., 2001）。一套完整的胸部X线片非小细胞肺癌"漏诊率"的研究发现，49/396的患者被漏诊（12%；Quekel et al., 1999），作者认为这是一个较低的误差率。另一项研究发现，182例影像学案例中126例出现主观性感知错误（69%）：假阳性、假阴性和错误分类（Renfrew et al., 1992）。已经有许多关于乳腺X线摄影误诊率的研究，乳腺癌的漏诊率从10%到高于40%（Majid et al., 2003; Harvey et al., 1993）。在医学病理学中，专家对诊断样本的评议可出现严重不一致：最近的一项研究发现38/407（9.3%）的乳腺活检病例具有临床意义的诊断不一致（Feng et al., 2014）。某些诊断，如淋巴瘤和肉瘤，不一致率更高（Kim et al., 1982; Harris et al., 1991）。

虽然目前暂无已发表的正式研究论述，毒理病理学家自己的经验证据也支持这种观点：毒理病理学具有类似的误诊/不一致率。毒理学家对这种可能性的理解及相应处理很重要。在人类医学中，漏诊或误诊通常只对受累及的个别病人有影响。与此相反，毒理病理学漏诊或误诊可能影响许多人（可能数以百万计），这些人可能受药物或化学物质的毒理学效应的危害，或者基于影响药物开发的虚假组织病理学结果而拒绝了可能有效的疗法。

病理学家对某种病变不熟悉、计算机病理报告系统中数据输入和报告问题、使用不同的肿瘤分类标准和对同一病变使用不同的术语等，可能导致更多的病理学结果的错误。有时一些病变有几个不同的同义词，但都是描述相同的病变（如淋巴结"窦扩张"也被称为"囊性变性""囊性扩张""淋巴管扩张"和"淋巴囊肿"；图8.1）。

8.4.8　主观性和病理学家的差异性

与主观性有关的更微妙的病理学局限性来自病理学家对病变严重程度分级的差异和（或）记录他们认为属于"正常范围内"的组织改变。选择错误的阈值诊断某一特定级别的病变严重程度，或根本无法诊断，可能掩盖受试物相关效应，或无受试物相关效应时提示存在与受试物相关效应（McInnes and Scudamore, 2014）。

对于"组合"与"分解"，专题病理学家也会出现类似的问题。组合是指多个不同的形态学改变组合成一个诊断（见第2章），通常目的是为了涵盖与一个发病机制相关的全部病变。分解是将几个相关改变作为单个诊断详细描述，目的是为了

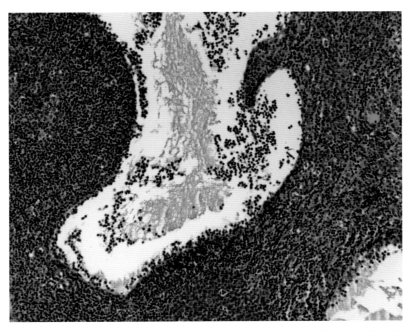

图 8.1　小鼠淋巴结窦扩张也被称为"囊性变性""囊性扩张""淋巴管扩张"和"淋巴囊肿"

更好地直接描述研究数据的变化（而不是病理学报告中的解释性叙述）。

　　例如，前列腺的"局灶性炎症"。这样的诊断仅仅指炎症性白细胞在前列腺的一个或多个部位局灶性聚集，但作为一个"组合"诊断也指炎症为主要致病机制的一系列改变，其他特征（取决于严重程度或长期性）可能包括局灶性水肿、出血、上皮细胞坏死、上皮细胞增生、纤维化和（或）萎缩。组合的优势是组合病变的发生率反映了受真正的单一受试物效应影响动物的实际数量，无论严重程度或长期性如何，可以直接比较研究早期或晚期甚至恢复期结束时处死动物的发生率。组合的一个缺点是限制了对同一过程的不良反应和非不良反应之间的区分。例如，可以认为单纯性炎症是非不良反应，而伴随其他改变的炎症可能是不良反应，病变发生率资料不能提供支持这种区分的任何数据。单纯性炎症也可能是对照组动物的自发性改变，这样当考虑组间的相对发生率时，受试物效应在某种程度上可能被完全掩盖。如果陈述式报告中的描述不充分则可能出现其他问题，以至于读者不清楚"炎症"引起的继发性改变的真实程度，产生不恰当的人类风险评估。

　　将受试物效应拆分为几个诊断，可以直接反映切片中出现的形态学改变，所以能清楚地确定受试物引起哪些组织改变。也可以认为分解更符合 GLP 数据记录的要求，因为组合将意味着对数据某种程度的解释不能轻易地重建，并且有可能受到质疑。也就是说，分解对于读者来说最终信息量会减少，特别是当病理学家在陈述式报告中没有充分地说明多个受试物效应的关系时。一些低发生率的病变可能会缺乏剂量反应，表格可能给人一种病变恢复的错误印象，因为原始病变的长期性将导致不同的诊断，以至于当病变实际上加重时，看起来似乎已经恢复了。

8.5 管理与主观性相关的风险以及病理学家错误的可能性

8.5.1 专题病理学家的选择

虽然一些优秀的毒理病理学家也没有经过临床兽医培训或不具有专门的解剖/临床病理学资质以证明其诊断能力，但是毒理学家或委托研究人员很难从其他人（可能没有合适的资质或经验来解释毒理学研究中的解剖学或临床病理学数据的人）中找到这些优秀的毒理病理学家。此时，要求委员会资格认证（或地方性同等认证）有一定作用，因为它保证了资质的最低标准，推荐毒理学家将没有内部病理学支持的研究交由外部机构审定。

毒理学家应该记住，解剖或临床病理委员会资格认证的大多数培训项目和考试内容，主要是基于自然疾病的诊断病理学。虽然这是了解和认识病理过程的一个重要基础，但需要在积极指导下取得更多经验，才能正确地做出毒理病理学的诊断和解释。除了委员会的资格认证，也应规

定监管研究经验（监管研究包括所有组织列表）的最低年限。

相反，管理其他病理学家的且通常不阅片的资深病理学家，可能缺乏足够的实践经验，不一定合适。主要进行科研或药效研究的病理学家通常不涉及所有组织列表、细微病变或老龄化动物，也可能不适合进行监管研究中所有组织初诊或同行评议。如果没有临床病理学家来解释临床病理学数据，则可以由解剖病理学家进行，因为在美国和欧洲，解剖病理学委员会资格认证包括临床病理学内容（ACVP, 2015; ECVP, 2015）。

8.5.2 同行评议

有关主观数据生成和解释的风险应该一直通过采用同行评议来管理，由第二位病理学家对研究中专题病理学家的工作进行评议。典型的同行评议由专门的 SOP 指导，最少再评价高剂量组动物的部分切片、所有与受试物相关改变并在其他研究数据的背景下评议陈述式报告。一个典型的监管毒理学研究，其他研究数据通常包括器官重量、临床病理学、临床观察、眼科学，以及大型动物的心电图报告。如果可能，同行评议最好由比专题病理学家经验更丰富的病理学家进行，可以是委托方病理学家、同一实验室的另一个病理学家或委托方毒理学家选择的第三方病理学家。

目前还没有毒理病理学数据同行评议

的监管机构。2012 年 FDA 会议发言人的非正式评估表明，他们收到的毒理学研究中大约有一半是经过同行评议的，同行评议通常是需要的。FDA 最近发布的上市批准文件经常提到关键毒理学研究是否接受了病理学同行评议。虽然同行评议并不能保证病理诊断不发生错误，但人们普遍认为同行评议可以显著提高所获得的数据的质量（Morton et al., 2010）。

8.5.3　解剖病理学数据的评议

在某些情况下，数据的评议可以给毒理学家（和其他评议者）提供信息，他们获得的解剖病理学数据（研究表格中的实际诊断，不是随后对数据的解释）可能需要专家的进一步评议。这不是一个全面的列表，而是建议进行评议的一些最常见情况，包括以下几方面。

- 符合常见人为现象的诊断。
- 剂量组之间病变发生率差异大，与剂量无关。
- 年龄和睾丸重量提示围青春期状态时，雄性生殖道的退行性改变。
- 表格中看不出预期的与受试物相关的改变。
- 大体剖检结果缺乏镜检相关性，镜检结果缺乏临床病理学相关性（反之亦然）。

数据出现上述这些情况，毒理学家应该与专题病理学家和（或）同行评议专家讨论其原因。缺乏经验的病理学家最容易

误诊的组织包括生殖道、骨、眼和脑。

8.5.4　解剖病理学数据解释的评议

如前所述，在监管毒理学研究中，切片评价阶段完成后，病理学家对解剖病理数据的解释有一个特殊的态度：病理学家签署的报告被认为是原始数据。这意味着病理学家（和同行评议专家）的能力和经验所带来的局限性将不可逆转地影响研究结果。本节推荐的以确保尽可能好的解剖病理学诊断数据的许多风险管理策略适用于病理学数据解释相关的风险管理。然而，一旦最初的诊断数据生成，毒理学家就能发挥更大的作用，并在病理学报告定稿之前，通过认真审查病理学报告，并与病理学家及同行评议专家讨论任何可能存在的解释缺陷，最终可能收获更多。

过度解释数据的一个最常见的情况是病变严重程度或发生率高于对照组，和（或）已知的相当普遍的自发性改变被判定为"与受试物相关"的病理学改变。典型的例子包括啮齿类动物肝轻微炎症细胞浸润和大多数动物种属局灶性肾小管变性／再生（见第 3 章），组间发病率／严重程度随机差异范围较广，给药组有更多的不成比例的分布，因此，看起来与受试物相关。在大型动物研究中，动物数量较少，这可能是一个特殊问题。经验不足的病理学家局限于将给药组动物与研究中平行对照组动物进行比较，如果他们能区别给药组和对照组动物（包括对切片进行盲

检时），他们会将得出的任何差异都归为受试物效应。经验丰富的病理学家倾向于更好地了解全部自发性改变，以及真正的"正常范围内"的改变，而不考虑对照组和给药组常见病变的相对发生率。也就是说，就算有合理的解剖病理学诊断和解释，常见的自发性和背景改变也可能影响一般毒理学研究的解释，对于多个测试终点没有内置容差（inbuilt allowance），并且缺乏可靠的历史对照数据。

另一种提示过度解释解剖或临床病理学数据的情况是，在报告中把符合应激的非特异性症状/濒死/摄食量减少等结果描述为主要的与受试物相关效应。这些结果包括某些类型的器官重量改变、胸腺萎缩、生殖器官萎缩性改变和各种临床病理学改变，如血尿素氮（有时也有肌酐和磷）的肾前性增加、淋巴细胞或网织红细胞减少、血糖浓度增加或降低。如果其他研究数据支持间接病因，毒理学家与解剖或临床病理学家讨论解释，对于理解将各种与受试物相关的改变判定为"直接"或"间接"的理由非常有用。

相对应地，提示受试物效应的数据被解剖或临床病理学家错误地解释为背景改变，则为解释不足。更容易发生解释不足的情况包括病理学家和（或）同行评议专家不了解药理学作用机制和（或）没有充分研究该作用机制产生的潜在毒理学风险。解释不足也可发生于使用不适当的"阈值"，单一严重程度等级包含过于宽泛的严重程度范围（或判定"在正常范围内"），以至于从发生率表格中不能发现真正与受试物相关的差异（McInnes and Scudamore, 2014）。

关于实际病理诊断问题，毒理学家关注的是病理学的解释，应与病理学家和同行评议专家进行详细的讨论，探讨不同解释的可能性，以确保考虑到所有的观点，理解由病理学家给出解释的原因（如果没有在病理学报告中阐明）。

主观性风险，特别是对于不熟悉的终点和（或）不熟悉的模型，有替代方法时最好不进行解剖和临床病理学评价。当不要求完成研究目的，毒理学家（或设计试验的其他人）应该仔细考虑在非标准研究中是否添加病理学终点作为很好的支持性数据。他们必须明确研究目的，只收集与该目的直接相关的数据。如果病理学终点的适用性无法在其他数据收集前确定（如需要解释死亡/濒死的原因），必须保存组织与样本，根据进一步的研究数据进行检查，而不应前瞻性地进行评价。

（张妙红　肖　洒　译，

吕建军　校）

参考文献

ACVP (2015) Scope, Knowledge and Requirements for the ACVP Certifying Examinations in Anatomic Pathology and Clinical Pathology. American College of Veterinary Pathologists. Available from: http://www.acvp.org/index. php/en/2014-11-07-22-05-00/scope-knowledge-and-requirements-for-the-acvp-certifyingexaminations-in-anatomicpathology-and-clinical-pathology (last accessed July 29, 2016).

Adams, E.T. and Crabbs, T.A. (2013) Basic approaches in anatomic toxicologic pathology. In: Haschek, W.M., Rousseaux, C.G. and Walig, M.A. (eds). Haschek and Rousseaux's Handbook of Toxicologic Pathology, 3rd edn, Academic Press, Cambridge, MA, pp. 153–65.

Babaya, K., Takahashi, S., Momose, H., Matsuki, H., Sasaki, K., Samma, S., Ozono, S., Hirao, Y. and Okajima, E. (1987) Effects of single chemotherapeutic agents on development of urinary bladder tumor induced by N-butyl-N-(4-hydroxybutyl) nitrosamine (BBN) in rats. *Urological Research*, 15(6), 329–34.

Bendele, A.M. and White, S.L. (1987) Early histopathologic and ultrastructural alterations in femorotibial joints of partial medial meniscectomized guinea pigs. *Veterinary Pathology*, 24(5), 436–43.

Bendele, A., McComb, J., Gould, T., McAbee, T., Senneloo, G., Chlipala, E. and Guy, M. (1999) Animal models of arthritis: relevance to human disease. *Toxicologic Pathology*, 27(1), 134–42.

Berner, E.S. and Graber, M.L. (2008) Overconfidence as a cause of diagnostic error in medicine. *American Journal of Medicine*, 121(5), S2–23.

Boyce, J.T., Boyce, R.W. and Gundersen, H.J. (2010a) Choice of morphometric methods and consequences in the regulatory environment. *Toxicologic Pathology*, 38(7), 1128–33.

Boyce, R.W., Dorph-Petersen, K.A., Lyck, L. and Gundersen, H.J.G. (2010b) Design-based stereology introduction to basic concepts and practical approaches for estimation of cell number. *Toxicologic Pathology*, 38(7), 1011–25.

Calcutt, N.A., Cooper, M.E., Kern, T.S. and Schmidt, A.M. (2009) Therapies for hyperglycaemia-induced diabetic complications: from animal models to clinical trials. *Nature Reviews Drug Discovery*, 8(5), 417–30.

Cannon, C.P. and Cannon, P.J. (2012) COX-2 inhibitors and cardiovascular risk. *Science*, 336(6087), 1386–7.

Chamanza, R., Marxfeld, H.A., Blanco, A.I., Naylor, S.W. and Bradley, A.E. (2010) Incidences and range of spontaneous findings in control cynomolgus monkeys (Macaca fascicularis) used in toxicity studies. *Toxicologic Pathology*, 38(4), 642–57.

Chevalier, R.L., Forbes, M.S. and Thornhill, B.A. (2009) Ureteral obstruction as a model of renal interstitial fibrosis and obstructive nephropathy. *Kidney International*, 75(11), 1145–52.

Christensen, R., Kristensen, P.K., Bartels, E.M., Bliddal, H. and Astrup, A. (2007) Efficacy and safety of the weight-loss drug rimonabant: a meta-analysis of randomised trials. *Lancet*, 370(9600), 1706–13.

Creasy, D.M. (2003) Evaluation of testicular toxicology: a synopsis and discussion of the recommendations proposed by the Society of Toxicologic Pathology. *Birth Defects Research, Part B: Developmental and Reproductive Toxicology*, 68(5), 408–15.

Daly, A.K. and Day, C.P. (2012) Genetic association studies in drug-induced liver injury. *Drug Metabolism Reviews*, 44(1), 116–26.

Eastwood, D., Findlay, L., Poole, S., Bird, C., Wadhwa, M., Moore, M., Burns, C., Thorpe, R. and Stebbings, R. (2010) Monoclonal antibody TGN1412 trial failure explained by species differences in CD28 expression on CD4+ effector memory T-cells. *British Journal of Pharmacology*, 161(3), 512–26.

ECVP. (2015) Exam format FAQ. European College of Veterinary Pathologists. Available from: http://www.ecvpath.org/exam-format-faq/ (last accessed July 29, 2016).

FDA. (2000) Center for Drug Evaluation and Research Application Number: 21-081. Pharmacology Review(s). Available from: http://www.accessdata.fda.gov/drugsatfda_docs/nda/2000/21081_Lantus_pharmr_P1.pdf (last accessed July 29, 2016).

FDA. (2001) Guidance for Industry. Statistical Aspects of the Design, Analysis and Interpretation of Chronic Rodent Carcinogenicity Studies of Pharmaceuticals. US Food and Drug Administration, Rockville, MD.

FDA. (2009) Guidance for Industry. Drug-Induced Liver Injury: Premarketing Clinical Evaluation. US Food and Drug Administration, Rockville, MD.

FDA. (2013) FDA Briefing Document NDA 202293. US Food and Drug Administration, Rockville, MD. Available from: http://www.fda.gov/downloads/AdvisoryCommittees/CommitteesMeetingMaterials/Drugs/EndocrinologicandMetabolicDrugsAdvisoryCommittee/

UCM378076.pdf (last accessed July 29, 2016).

FDA. (2014) Advancing regulatory science. 1. Modernize toxicology to enhance product safety. US Food and Drug Administration, Rockville, MD. Available from: http://www. fda.gov/ scienceresearch/specialtopics/regulatoryscience/ ucm268111.htm (last accessed July 29, 2016).

Feng, S., Weaver, D.L., Carney, P.A., Reisch, L.M., Geller, B.M., Goodwin, A., Rendi, M.H., Onega, T., Allison, K.H., Tosteson, A.N., Nelson, H.D., Longton, G., Pepe, M. and Elmore, J.G. (2014) A framework for evaluating diagnostic discordance in pathology discovered during research studies. *Archives of Pathology & Laboratory Medicine*, 138(7), 955–61.

Fukushima, S., Kurata, Y., Shibata, M.A., Ikawa, E. and Ito, N. (1984) Promotion by ascorbic acid, sodium erythorbate and ethoxyquin of neoplastic lesions in rats initiated with N-butyl-N-(4-hydroxybutyl) nitrosamine. *Cancer Letters*, 23(1), 29–37.

Goddard, P., Leslie, A., Jones, A., Wakeley, C. and Kabala, J. (2001) Error in radiology. *British Journal of Radiology*, 74(886), 949–51.

Goedken, M.J., Kerlin, R.L. and Morton, D. (2008) Spontaneous and age-related testicular findings in beagle dogs. *Toxicologic Pathology*, 36(3), 465–71.

Graham, D.J. (2006) COX-2 inhibitors, other NSAIDs, and cardiovascular risk: the seduction of common sense. *JAMA*, 296(13), 1653–6.

Greaves, P. (2012) Nervous system and special sense organs. In: Greaves, P. (ed.) Histopathology of Preclinical Toxicity Studies, 4th edn, Elsevier, Amsterdam, p. 801.

Greaves, P., Williams, A. and Eve, M. (2004) First dose of potential new medicines to humans: how animals help. *Nature Reviews Drug Discovery*, 3(3), 226–36.

Gundersen, H.J.G., Mirabile, R., Brown, D. and Waite Boyce, R. (2013) Stereological principles and sampling techniques for toxicologic pathologists. In: Haschek, W.M., Rousseaux, C.G. and Walig, M.A. (eds). Haschek and Rousseaux's Handbook of Toxicologic Pathology, 3rd edn, Academic Press, Cambridge, MA, p. 216.

Gunson, D., Gropp, K.E. and Varela, A. (2013) Bone and joints. In: Haschek, W.M., Rousseaux, C.G. and Walig, M.A. (eds). Haschek and Rousseaux's Handbook of Toxicologic Pathology, 3rd edn,

Academic Press, Cambridge, MA, p. 2761.

Hardisty, J.F. (1985) Factors influencing laboratory animal spontaneous tumor profiles. *Toxicologic Pathology*, 13(2), 95–104.

Harris, M., Hartley, A.L., Blair, V., Birch, J.M., Banerjee, S.S., Freemont, A.J., McClure, J. and McWilliam, L.J. (1991) Sarcomas in North West England: I. Histopathological peer review. *British Journal of Cancer*, 64(2), 315.

Harvey, J.A., Fajardo, L.L. and Innis, C.A. (1993) Previous mammograms in patients with impalpable breast carcinoma: retrospective vs blinded interpretation. 1993 ARRS President's Award. *American Journal of Roentgenology*, 161(6), 1167–72.

Hawkey, C.J. (1999) COX-2 inhibitors. *Lancet*, 353(9149), 307–14.

Horvath, C., Andrews, L., Baumann, A., Black, L., Blanset, D., Cavagnaro, J., Hasting, K.L., Hutto, D.L., MacLachlan, T.K., Milton, M., Reynolds, T., Roberts, S., Rogge, M., Sims, J., Treacy, G., Warner, G. and Green, J.D. (2012) Storm forecasting: additional lessons from the CD28 superagonist TGN1412 trial. *Nature Reviews. Immunology*, 12(10), 740.

ICH. (2001) Guidance for Industry. S7A Safety Pharmacology Studies for Human Pharmaceuticals. US Food and Drug Administration, Rockville, MD.

ICH. (2006) Guidance for Industry. S8 Immunotoxicity Studies for Human Pharmaceuticals. US Food and Drug Administration, Rockville, MD.

Ince, T.A., Ward, J.M., Valli, V.E., Sgroi, D., Nikitin, A.Y., Loda, M., Griffey, S.M., Crum, C.P., Crawford, J.M., Bronson, R.T. and Cardiff, R.D. (2008) Do-it-yourself (DIY) pathology. *Nature Biotechnology*, 26(9), 978–9.

Keiser, N.W. and Engelhardt, J.F. (2011) New animal models of cystic fibrosis: what are they teaching us? *Current Opinion in Pulmonary Medicine*, 17(6), 478–83.

Kim, H., Zelman, R.J., Fox, M.A., Bennett, J.M., Berard, C.W., Butler, J.J., Byrne, G.E., Dorfman, R.F., Hartsock, R.J., Lukes, R.J. and Mann, R.B. (1982) Pathology panel for lymphoma clinical studies: A comprehensive analysis of cases accumulated since its inception. *Journal of the National Cancer Institute*, 68(1), 43–67.

King, A.J. (2012) The use of animal models in diabetes research. *British Journal of*

Pharmacology, 166(3), 877–94.

Ku, W.W., Pagliusi, F., Foley, G., Roesler, A. and Zimmerman, T. (2010) A simple orchidometric method for the preliminary assessment of maturity status in male cynomolgus monkeys (Macaca fascicularis) used for nonclinical safety studies. *Journal of Pharmacological and Toxicological Methods*, 61(1), 32–7.

Kumar, V., Abbas, A.K. and Aster, J.C. (2015) Hemodynamic disorders, thrombosis and shock. In: Kumar, V., Abbas, A.K. and Aster, J.C. (eds). *Robbins & Cotran Pathologic Basis of Disease*, Elsevier, Philadelphia, PA, pp. 131–4.

Lanning, L.L., Creasy, D.M., Chapin, R.E., Mann, P.C., Barlow, N.J., Regan, K.S. and Goodman, D.G. (2002) Recommended approaches for the evaluation of testicular and epididymal toxicity. *Toxicologic Pathology*, 30(4), 507–20.

Like, A.A. and Rossini, A.A. (1976) Streptozotocin-induced pancreatic insulitis: new model of diabetes mellitus. *Science*, 193(4251), 415–17.

Lowenstine, L.J. (2003) A primer of primate pathology: lesions and nonlesions. *Toxicologic Pathology*, 31(1 Suppl.), 92–102.

Lubet, R.A., Fischer, S.M., Steele, V.E., Juliana, M.M., Desmond, R. and Grubbs, C.J. (2008) Rosiglitazone, a PPAR gamma agonist: potent promoter of hydroxybutyl (butyl) nitrosamineinduced urinary bladder cancers. *International Journal of Cancer*, 123(10), 2254–9.

Majid, A.S., de Paredes, E.S., Doherty, R.D., Sharma, N.R. and Salvador, X. (2003) Missed breast carcinoma: pitfalls and pearls. *Radiographics*, 23(4), 881–95.

McInnes, E.F. (2012) Background Lesions in Laboratory Animals: A Color Atlas, Elsevier, Edinburgh.

McInnes, E.F. and Scudamore, C.L. (2014) Review of approaches to the recording of background lesions in toxicologic pathology studies in rats. *Toxicology Letters*, 229(1), 134–43.

Mendis-Handagama, S.M.L.C. and Ewing, L.L. (1990) Sources of error in the estimation of Leydig cell numbers in control and atrophied mammalian testes. *Journal of Microscopy*, 159(1), 73–82.

Morgan, S.J., Elangbam, C.S., Berens, S., Janovitz, E., Vitsky, A., Zabka, T. and Conour, L. (2013) Use of animal models of human disease for nonclinical safety assessment of novel pharmaceuticals. *Toxicologic Pathology*, 41(3), 508–18.

Morton, D., Sellers, R. S., Barale-Thomas, E., Bolon, B., George, C., Hardisty, J.F., Irizarry, A., McKay, J.S., Odin, M. and Teranishi, M. (2010) Recommendations for pathology peer review. *Toxicologic Pathology*, 38(7), 1118–27.

Okada, M., Sano, F., Ikeda, I., Sugimoto, J., Takagi, S., Sakai, H. and Yanai, T. (2009) Fenofibrate-induced muscular toxicity is associated with a metabolic shift limited to type-1 muscles in rats. *Toxicologic Pathology*, 37(4), 517–20.

Olar, T.T., Amann, R.P. and Pickett, B.W. (1983) Relationships among testicular size, daily production and output of spermatozoa, and extragonadal spermatozoal reserves of the dog. *Biology of Reproduction*, 29(5), 1114–20.

Olson, H., Betton, G., Robinson, D., Thomas, K., Monro, A., Kolaja, G., Lilly, P., Sanders, J., Sipes, G., Bracken, W., Dorato, M., Van Deun, K., Smith, P., Berger, B. and Heller, A. (2000) Concordance of the toxicity of pharmaceuticals in humans and in animals. *Regulatory Toxicology and Pharmacology*, 32(1), 56–67.

Perry, R., Farris, G., Bienvenu, J.G., Dean C. Jr, Foley, G., Mahrt, C. and Short, B.; Society of Toxicologic Pathology. (2013) Society of toxicologic pathology position paper on best practices on recovery studies the role of the anatomic pathologist. *Toxicologic Pathology*, 41(8), 1159–69.

Pettersen, J.C., Litchfield, J., Neef, N., Schmidt, S.P., Shirai, N., Walters, K.M., Enerson, B.E., Chatman, L.A. and Pfefferkorn, J.A. (2014) The relationship of glucokinase activatorinduced hypoglycemia with arteriopathy, neuronal necrosis, and peripheral neuropathy in nonclinical studies. *Toxicologic Pathology*, 42(4), 696–708.

Pfeifer, M., Boncristiano, S., Bondolfi, L., Stalder, A., Deller, T., Staufenbiel, M., Mathews, P.M. and Jucker, M. (2002) Cerebral hemorrhage after passive anti-Aβ immunotherapy. *Science*, 298(5597), 1379.

Quekel, L.G., Kessels, A.G., Goei, R. and van Engelshoven, J.M. (1999) Miss rate of lung cancer on the chest radiograph in clinical practice. *Chest*, 115(3), 720–4.

Renfrew, D.L., Franken, E.A. Jr, Berbaum, K.S., Weigelt, F.H. and Abu-Yousef, M.M. (1992) Error in radiology: classification and lessons in

182 cases presented at a problem case conference. *Radiology*, 183(1), 145–50.

Richardson, F.C., Boucheron, J.A., Dyroff, M.C., Popp, J.A. and Swenberg, J.A. (1986) Biochemical and morphologic studies of heterogeneous lobe responses in hepatocarcinogenesis. *Carcinogenesis*, 7(2), 247–51.

Robinson, P.J. (1997) Radiology's Achilles' heel: error and variation in the interpretation of the R.ntgen image. *British Journal of Radiology*, 70(839), 1085–98.

Schiff, G.D., Hasan, O., Kim, S., Abrams, R., Cosby, K., Lambert, B.L., Elstein, A.S., Hasler, S., Kabongo, M.L., Krosnjar, N., Odwazny, R., Wisniewski, M.F. and McNutt, R.A. (2009) Diagnostic error in medicine: analysis of 583 physician-reported errors. *Archives of Internal Medicine*, 169(20), 1881–7.

Smedley, J.V., Bailey, S.A., Perry, R.W. and O'Rourke, C.M. (2002) Methods for predicting sexual maturity in male cynomolgus macaques on the basis of age, body weight, and histologic evaluation of the testes. *Journal of the American Association for Laboratory Animal Science*, 41(5), 18–20.

Suntharalingam, G., Perry, M.R., Ward, S., Brett, S.J., Castello-Cortes, A., Brunner, M.D. and Panoskaltsis, N. (2006) Cytokine storm in a phase 1 trial of the anti-CD28 monoclonal antibody TGN1412. *New England Journal of Medicine*, 355(10), 1018–28.

Tirmenstein, M., Horvath, J., Graziano, M., Mangipudy, R., Dorr, T., Colman, K., Zinker, B., Kirby, M., Cheng, P.T., Patrone, L., Kozlosky, J., Reilly, T.P., Wang, V. and Janovitz, E. (2015) Utilization of the Zucker diabetic fatty (ZDF) rat model for investigating hypoglycemia-related toxicities. *Toxicologic Pathology*, 43(6), 825–37.

United States Federal Register. (1987) *Preamble to the Good Laboratory Practice Regulations 1987*, 52(172), 33 768–82.

Wanibuchi, H., Yamamoto, S., Chen, H., Yoshida, K., Endo, G., Hori, T. and Fukushima, S. (1996) Promoting effects of dimethylarsinic acid on N-butyl-N-(4-hydroxybutyl) nitrosamine-induced urinary bladder carcinogenesis in rats. *Carcinogenesis*, 17(11), 2435–9.

Westwood, F.R., Bigley, A., Randall, K., Marsden, A.M. and Scott, R.C. (2005) Statininduced muscle necrosis in the rat: distribution, development, and fibre selectivity. *Toxicologic Pathology*, 33(2), 246–57.

Yu, Y., Ricciotti, E., Scalia, R., Tang, S.Y., Grant, G., Yu, Z., Landesberg, G., Crichton, I., Wu, W., Puré, E., Funk, C.D. and FitzGerald, G.A. (2012) Vascular COX-2 modulates blood pressure and thrombosis in mice. *Science Translational Medicine*, 4(132), 132ra54.

常用术语

癌是由上皮细胞构成的一种恶性肿瘤。

白内障是指眼睛的晶状体变性。

白细胞即白血球。

病因是疾病或异常临床症状的原因。

补体是由蛋白质组成的一个系统，介导一系列反应（增加血管通透性、趋化作用、调理作用）以抵御微生物。

肠套叠指肠道的一部分嵌入与之相邻的肠腔。

单核细胞是循环中的巨噬细胞。

胆汁淤积是胆汁停止流动，可导致黄疸。

淀粉样物质是一种致密的蛋白质，可在某些慢性感染性、炎症性、免疫性或肿瘤性疾病过程中在组织内蓄积。

凋亡或程序性细胞死亡是一种受控的细胞自杀程序。

多毛症是毛发过度生长。

恶性是一种表现为浸润和转移的肿瘤。

发病机制是组织对病原体反应的原因。

发育不良是异常组织发育。

肥大是由于细胞体积增大而不是细胞数目增加引起的细胞或器官的增大。

肺炎是肺的炎症。

分化簇抗原（CD）是淋巴细胞和其他细胞的标志物。白细胞通过细胞表面分子鉴别，细胞表面分子由单克隆抗体识别。

分解是毒理病理学家将单个病变的不同所见分成多个单独所见的过程。

腹水是水肿液在腹腔内的蓄积。

干性坏疽是由于血液供应受限而导致的组织死亡，通常会影响末端组织如耳尖。

梗死是组织区域由于缺乏血液（即氧气）供应而导致局部坏死。

光敏性是由于紫外线（如日光）对皮肤中的光动力药物（通常用于实验动物的药物）的作用而引起的皮肤炎症。

过敏反应是对刺激的突发 1 型超敏反应。

含铁血黄素是一种含有铁的金黄色色素，使用 Perl's 特殊染色可以在组织中显示。

红斑是皮肤变红。

化脓是任何含有脓液的病理过程。

化生是细胞类型从一种类型到另一种类型的异常转变，如嗅上皮变成鳞状上皮。

坏死指细胞发生不可逆的损伤，其原因包括氧供应减少、氧自由基和物理因素。

黄疸是因为胆色素过多而使组织和体液变黄。

间变是恶性肿瘤退回到更原始的胚胎细胞类型。

角化作用是角蛋白的形成，通常发生于上皮表面。

角膜炎是角膜的炎症。

结膜炎是眼睛周围皮肤的炎症。

抗原是一种能刺激产生特定抗体的外源分子。

矿化通常是钙在组织内的异常沉积。

溃疡是由于被覆组织（如皮肤）的全层破坏而导致的损伤区域。

良性肿瘤是一种限局性肿瘤，通常不扩散（转移）。

慢性进行性肾病（CPN）是老龄化大鼠和小鼠常见的自发性肾病。

弥散性血管内凝血（DIC）是广泛的血管内皮损伤导致多个小血栓形成和出血倾向的情况。

免疫缺陷指动物的免疫系统功能不正常。

攻膜复合物（MAC）是一种能穿过靶细胞细胞膜并使细胞渗透性改变的结构。

凝固性坏死是由死亡的组织形成无定形团块的一种坏死形式。

凝血是在血管损伤部位迅速产生局部堵塞。

凝血病是一种影响凝血系统的疾病，通常会导致广泛性出血。

脓是死亡白细胞，特别是中性粒细胞和坏死组织的集合，常呈黄色或绿色。

脓肿是纤维组织包膜内脓液的局限性聚集。

贫血是血液中血红蛋白或红细胞水平低。

趋化作用是指炎症细胞进入炎症区域的过程。

全身水肿是水肿液在皮下组织中的蓄积。

全血细胞减少症是血液中所有白细胞、红细胞和血小板减少。

缺血是一种血液减少的状态，也会导致组织缺氧。

溶血是红细胞的破坏。

肉芽肿是中心为异物或微生物，外周由大的多核巨噬细胞、中性粒细胞和一层纤维组织包围的肿块。

色素沉着过度指皮肤变黑。

色素减退指皮肤颜色变浅。

少毛症是毛发生长减少。

渗出液是由于血管通透性增加导致富

含蛋白质液体的蓄积。

嗜碱性粒细胞是一种白细胞，其细胞质颗粒在组织切片中染成蓝色。

嗜酸性粒细胞是有运动能力的白细胞，具有分叶核和粉红色颗粒。

栓子指一种物质（如癌细胞或空气）能随血液移动，附着于血管并引起阻塞。

水肿是间质组织或浆膜腔内有过多液体。

髓外造血（EMH）是出现未成熟的有核红细胞，通常为再生障碍性贫血的反应。

特发性是指一种没有明确病因的病变。

脱毛是毛发的脱落。

萎缩是细胞或器官重量下降和体积缩小的过程。

细胞生成低下是由于细胞数量减少而导致组织体积缩小的现象。

细胞学是指在光镜下检测体液或细针吸取的细胞，这些细胞不被处理制成蜡块。

纤维蛋白来源于纤维蛋白原，用于形成血凝块。

纤维化是一种修复过程，使组织增厚和形成瘢痕。

腺癌是由腺上皮细胞构成的一种恶性肿瘤。

血管炎是血管的炎症。

血栓形成是由于存在血凝块（血栓）而导致的血管阻塞。

血细胞比容是血细胞在血液中所占的容积百分比。

血液学是对血液中细胞类型的研究。

眼球突出是眼睛的膨出和突出。

异位指不在正常部位，通常是一块组织在出生时就位于异常部位。

硬化是指大量胶原和纤维组织的形成。

瘀点是组织小的针尖样出血。

阈值是由每位毒理病理学家在确定病变严重程度时所设定的任意范围，低于此范围时不记录所见。

增生是组织中细胞数目的增多。

诊断漂移发生在长期研究中，病理学家可能会随着时间的推移，相对于一开始过高或过低地记录一些背景病变。

致癌作用是指引发肿瘤的过程。

中性粒细胞减少症是血液中中性粒细胞减少。

肿瘤一般指新生物。

主要组织相容性复合物（MHC）是一大组基因，包括编码 Ⅰ 类和 Ⅱ 类 MHC 分子的基因，参与抗原相 T 细胞的呈递。

转移是指癌从原发部位扩散到远处的组织或器官。

赘生物指癌或细胞新生物。

自溶是细胞的酶消化，特别是在其死后。

组合是毒理病理学家用单一病变 / 所见涵盖全部所见的过程。

（张妙红　屈　哲　译，

姜德建　吕建军　校）

索 引